I0415557

LAS DEFICIENCIAS Y LAS DISCAPACIDADES

a.2) Genopatías

    a.2.1) Metabolopatías

    a.2.2) Endocrinopatías

    a.2.3) Otras genopatías

b) Factores ambientales

    b.1) Prenatales

        b.1.1) Enfermedades infecciosas

        b.1.2) Endocrinometabolopatías

        b.1.3) Intoxicaciones

        b.1.4) Radiaciones

    b.2) Perinatales y neonatales

        b.2.1) Prematuridad

        b.2.2) Metabolopatías

        b.2.3) Lesiones perinatales

    b.3) Postnatales

        b.3.1) Infecciones

        b.3.2) Endocrinimetabolopatías

        b.3.3) Daño cerebral

1. Introducción

La definición de discapacidad, deficiencia y minusvalía ha sido un tema de controversia y debate que aun hoy en día suscita muchas interpretaciones. Tal vez esta controversia esté relacionada con el hecho de que en la conceptualización de la discapacidad en general se tocan aspectos como la igualdad, la justicia social, la marginación, la opresión y la marginación. Quizás lo ideal sería que las propias personas discapacitadas aportasen sus visiones para tener una conceptualización más objetiva, veraz y real.

En este libro se expondrán las diferentes clasificaciones de las mismas como se reflejan en los diferentes documentos de organizaciones de alto crédito mundial como la OMS y otras a nivel nacional. Se quiere dar una visión básicamente conceptual que ayude a la persona cuidadora a tener los conocimientos suficientes para afrontar con ciertas garantías de éxito su labor diaria con las personas afectadas.

Según los datos de la Encuesta sobre Discapacidades, Deficiencias y Estados de Salud (EDDES, 1999), en España existen, aproximadamente, un 10% de personas que sufren algún tipo de discapacidad; siendo, a su vez, la mitad de estas discapacidades de tipo físico. Estas personas tendrán mayores o menores condicionantes a la hora de desarrollar su vida en función de su contexto vital – por ejemplo, si viven en medio rural o urbano-; de su género -si son hombres o mujeres-; de su situación familiar –económica, nivel de instrucción, etc.-; de la estimulación y el aprendizaje que haya ido adquiriendo a lo largo de su vida; de los apoyos recibidos en su entorno; de si ha contando, a nivel institucional y administrativo de ayudas o servicios adecuados; etc.

La figura del cuidador o cuidadora de personas con discapacidad es central para que la persona con algún tipo de discapacidad pueda desarrollar sus potencialidades con el mayor índice de satisfacción, ya que es una figura que va a intentar responder a muchas de las necesidades y demandas que plantea la persona con discapacidad y su familia. El cuidador o la cuidadora van a formar parte del engranaje de apoyos que necesitan estas personas y sus familias para que exista la posibilidad de un desarrollo pleno en la vida de estos/as pacientes.

El cuidador o cuidadora deberá de tener una serie de conocimientos básicos sobre el origen, las características y las consecuencias de las deficiencias físicas y sensoriales que originan la discapacidad, para entender de qué forma afectan éstas al desarrollo físico, psicomotriz, social, y psicológico; y a las áreas laboral y vital de la persona a la que presta sus cuidados.

Una persona que cuida a otra debe entender de dónde provienen sus limitaciones para poder desarrollar la empatía y la paciencia necesarias para ser un buen o una buena profesional. Sin unos conocimientos técnicos básicos sobre las enfermedades y/o deficiencias que afectan a las personas con discapacidad, un cuidador o una cuidadora no alcanzará a entender, por ejemplo, por qué una persona con parálisis cerebral tira continuamente objetos que desea manejar con sus manos, pudiendo llegar a perder la paciencia, mientras que al conocer y comprender las razones que explican esta forma de actuar, podría cambiar su forma de reaccionar y de atender la situación.

Para la mayoría de la sociedad la percepción de las discapacidades psíquicas es más negativa que la que se tiene sobre otras discapacidades, principalmente por desconocimiento; por esta razón, creemos que es de vital importancia el conocimiento técnico y médico sobre la definición, el origen y las características de estas limitaciones por parte de las personas profesionales de cuidado. Generalmente, la necesidad de buenos/as profesionales es mayor a la hora de cubrir las necesidades de las personas discapacitadas psíquicas.

Términos como "loco/a" y "retrasado/a" han sido utilizados durante mucho tiempo de forma despectiva para denominar a estas personas. Incluso se ha llegado a considerar en otros momentos de la historia, que estas personas estaban poseídas o endemoniadas. La historia de exclusión, rechazo y condena social que han tenido que soportar las personas con discapacidad psíquica, nos lleva a afirmar la necesidad de que exista una sensibilización y un compromiso social con respecto a estas discapacidades. Para ello es indispensable salir de la ignorancia e intentar conocer cuál es la situación y cuáles son las necesidades de estas personas, y saber cómo debemos de relacionarnos con ellas.

La realidad es que las concepciones negativas hacia la discapacidad psíquica han hecho mucho daño al conocimiento real de las patologías que provocan estas limitaciones mentales, y han potenciado un desconocimiento sobre la realidad evolutiva y comportamental de los/as pacientes que sufren estas discapacidades.

Un/a buen/a cuidador/a debe de conocer a fondo qué provoca estas carencias o limitaciones mentales, y qué características tienen para poder actuar en consecuencia. Debe de tener en cuenta también, que una discapacidad mental o limita a la persona para aprender habilidades nuevas y necesarias para desarrollar su vida de la manera más "normalizada" y autónoma posible.

2. La Deficiencia, Discapacidad y Minusvalía.

La Discapacidad es la limitación o ausencia de la capacidad para realizar una actividad en la manera o dentro del margen que se considera normal para cualquier persona. Hablaremos de personas con discapacidad (con problemas de dependencia o no) porque en la dependencia siempre va a existir discapacidad, pero en la discapacidad no siempre existirá dependencia.La discapacidad está provocada siempre por una deficiencia, es decir, una pérdida o anormalidad de una estructura o función psicológica, fisiológica o anatómica.

2.1 Concepto de Deficiencia.

Se entiende que la deficiencia "es la anormalidad o pérdida de una estructura o función corporal (psicológica, fisiológica o anatómica)" OMS 1980 (QUEREJETA, 2004: 13) La deficiencia puede ser temporal o permanente.

De manera muy general, podemos clasificar las deficiencias en cuatro tipos:

1) Deficiencia motora: aquella que implica limitaciones posturales, dificulta los desplazamientos autónomos y se muestra con descoordinación en los movimientos. Esta anomalía del aparato motor, que se presenta de forma permanente o transitoria es debida a un fallo en el funcionamiento del sistema osteo-articular, del sistema nervioso, el sistema muscular.

2) Deficiencia visual: La deficiencia visual es la pérdida de la visión causada por lesiones en los ojos, ya sea por traumatismos, enfermedades, desnutrición o defectos congénitos. El grado en el que se da la afectación o, descrito de forma positiva, el resto de visión que posee la persona será muy importante para saber en qué medida puede

realizar o no ciertas actividades normalizadas para una persona con salud visual.

3) Deficiencia auditiva: Carencia o falta de agudeza auditiva suficiente para aprender a hablar de forma espontánea, para seguir una lección y poder participar en las actividades propias de la edad. El grado de pérdida auditiva se calcula dependiendo de la intensidad a la que se debe amplificar un sonido para que sea oído por una persona sorda.

4) Deficiencia mental: Aparece en "personas con una capacidad intelectual sensiblemente inferior a la media que se manifiesta en el curso del desarrollo y se asocia a una clara alteración en los comportamientos adaptativos." (O.M.S., 1968).

Según la OMS, las deficiencias se pueden clasificar en:

       -intelectuales,

       -psicológicas,

       -del lenguaje,

       -del órgano de la audición,

       -del órgano de la visión, viscerales,

       -músculo esqueléticas,

-desfiguradoras,

-generalizadas,

-sensitivas

-y otras.

Las deficiencias estudiadas en la La Encuesta sobre Discapacidad,

Deficiencias y Estado de Salud de 1999 (EDDES, 1999) se clasifican en tipos y

categorías de acuerdo con el siguiente esquema:

1.- Deficiencias mentales

    1.1.- Retraso madurativo

    1.2.- Retraso mental profundo y severo

    1.3.- Retraso mental moderado

    1.4.- Retraso mental leve y límite

    1.5.- Demencias

    1.6.- Otros trastornos mentales

2.- Deficiencias visuales

    2.1.- Ceguera total

    2.2.- Mala visión

3.- Deficiencias del oído

3.1.- Sordera prelocutiva (anterior a la adquisición del lenguaje)

3.2.- Sordera postlocutiva (posterior a la adquisición del lenguaje)

3.3.- Mala audición

3.4.- Trastornos del equilibrio

4.- Deficiencias del lenguaje, habla y voz

4.1.- Mudez (no por sordera)

4.2.- Habla dificultosa o incomprensible

5.- Deficiencias osteoarticulares

5.1.- Cabeza

5.2.- Columna vertebral

5.3.- Extremidades superiores

5.4.- Extremidades inferiores

6.- Deficiencias del Sistema Nervioso

6.1.- Parálisis de una extremidad superior

6.2.- Parálisis de una extremidad inferior

6.3.- Paraplejia

6.4.- Tetraplejia

6.5.- Trastornos de la coordinación de movimientos

6.6.- Otras deficiencias del sistema nervioso

7.- Deficiencias viscerales

7.1.- Aparato respiratorio

7.2.- Aparato cardiovascular

7.3.- Aparato digestivo

7.4.- Aparato genitourinario

7.5.- Sistema endocrino-metabólico

7.6.- Sistema hematopoyético (productor de células de la sangre) y sistema inmunitario

8.- Otras deficiencias

8.1.- Piel

8.2.- Deficiencias múltiples

8.3.- Deficiencias no clasificadas en otra parte

2.2. Concepto de discapacidad

La Discapacidad es la limitación o ausencia de la capacidad para realizar una actividad en la manera o dentro del margen que se considera normal para cualquier persona. Hablaremos de personas con discapacidad (con problemas de dependencia o no) porque en la dependencia siempre va a existir discapacidad, pero en la discapacidad no siempre existirá dependencia.

Se caracteriza por insuficiencias o excesos en el desempeño y comportamiento en una actividad rutinaria, y que pueden ser: temporales o permanentes, eversibles o irreversibles, y progresivas o regresivas.

La discapacidad está provocada siempre por una deficiencia, es decir, una pérdida o anormalidad de una estructura o función psicológica, fisiológica o anatómica.

"La aparición de un déficit en el funcionamiento corporal provoca una discapacidad o limitación en la realización de las actividades y una dependencia de la ayuda de otra u otras personas" OMS 2001 (IMSERSO, 2004: Capítulo I, pág. 6) .También es posible que exista una deficiencia que no dé lugar a ninguna discapacidad.

Según la OMS, la discapacidad puede clasificarse de esta manera: de la conducta, de la comunicación, del cuidado persona de la locomoción, de la disposición del cuerpo, de la destreza, de situación, de una determinada aptitud, y otras restricciones de la actividad.

La Encuesta sobre Discapacidad, Deficiencias y Estado de Salud de 1999

(EDDES, 1999) valoró en una muestra de la población española la presencia y el tipo de discapacidad presente en treinta y seis actividades de la vida diaria.

Con este listado pormenorizado de actividades y la clasificación de deficiencias anterior, podemos hacernos una idea general sobre los tipos de discapacidad que vamos a encontrarnos en nuestra actividad profesional, aunque no debemos olvidar que existen tantos tipos de discapacidad y de situaciones de dependencia como casos individuales: Discapacidad para 36 actividades básicas agrupadas en 10 categorías:

1) Ver

Percibir cualquier imagen

Realizar tareas visuales de conjunto

Realizar tareas visuales de detalle

Ver en condiciones de iluminación pobres, diferenciar colores, etc.

2) Oír

Recibir cualquier sonido

Audición de sonidos fuertes

Escuchar el habla

3) Comunicarse

Comunicarse a través del habla

Comunicarse a través de lenguajes
alternativos

Comunicarse a través de gestos no signados

Comunicarse a través de escritura-lectura
convencional

4) Aprender, aplicar conocimientos y
desarrollar tareas

Reconocer personas y objetos y orientarse

Recordar informaciones y episodios

Entender y ejecutar órdenes y/o tareas
sencillas

Entender y ejecutar órdenes y/o tareas
complejas

5) Desplazarse dentro del hogar

Cambiar y mantener las posiciones del
cuerpo

Levantarse, acostarse

Desplazarse

6) Utilizar brazos y manos

Trasladar objetos no muy pesados

Utilizar utensilios y herramientas

Manipular objetos pequeños con manos y dedos

7) Desplazarse fuera del hogar

Deambular sin medio de transporte

Desplazarse en transporte público

Conducir vehículo propio (entre 18 y 75 años)

8) Cuidar de sí mismo/a

Asearse solo/a: lavarse y cuidar su aspecto

Controlar las necesidades y utilizar solo/a el servicio

Vestirse-desvestirse y arreglarse

Comer y beber

9) Realizar las tareas del hogar (para mayores de 10 años)

Hacer compras y controlar los suministros y servicios

Cuidarse de las comidas

Limpieza y cuidado de la ropa

Limpieza y mantenimiento de la casa

Cuidarse del bienestar del resto de la familia

10) Relacionarse con otras personas

Mantener relaciones de cariño con familiares

Hacer nuevas amistades y mantenerlas

Relacionarse con compañeros/as, etc.

2.3. Concepto de minusvalía.

Se entiende que la minusvalía "es una situación desventajosa para un

individuo determinado, consecuencia de una deficiencia o de una discapacidad, que limita o impide el desempeño de un rol que es normal en su caso (en función de su edad, sexo y factores sociales y culturales)" (EGEA, 2001:16-17)

La minusvalía es el resultado de la discapacidad e impide realizar las actividades que se desarrollan con normalidad dentro de un rango determinado de edad, sexo y los factores socioculturales. Responde al equilibrio o desequilibrio entre la desventaja que tiene la persona para desenvolverse con "normalidad" y la respuesta de la sociedad hacia la situación de dicha persona.

Aparece la desventaja cuando el universo o el contexto del individuo es incapaz de satisfacer sus expectativas.

La OMS clasifica las minusvalías en seis grandes dimensiones en las que se espera que una persona con un buen estado de salud pueda demostrar sus ompetencias:

de orientación,

de independencia física,

de la movilidad,

ocupacional,

e integración social,

de autosuficiencia económica. y otras.

2.4. Relación entre deficiencia, discapacidad y minusvalía.

Entendemos como deficiencia "toda pérdida o anormalidad de una estructura o función psicológica, fisiológica o anatómica. Puede ser temporal o permanente y en principio solo afecta al órgano." OMS 1980 (QUEREJETA, 2004: 13) Solo si hacemos un estudio médico podríamos localizar el origen de la deficiencia.

Para entender la relación podríamos decir que la discapacidad es el resultado de una deficiencia, donde habría una disminución total o parcial de la capacidad de llevar a cabo una actividad de modo normal o dentro de los límites considerados como normales para el ser humano, dentro de la sociedad en la que vive y en el universo en el que desarrolla su vida.

Por último, la minusvalía es el resultado de la discapacidad e impide realizar las actividades que se desarrollan con normalidad según la edad, el sexo y los factores socioculturales. Las dificultades se minimizan o engrandecen según el espacio social y económico en el que se mueve la persona con discapacidad. Es el entorno, en ciertos casos, el que puede producir que la discapacidad sea realmente una desventaja y la persona no pueda realizar

ciertas tareas, o el que puede invisibilizar la discapacidad hasta el grado de no suponer una desventaja.

Para intentar entender las diferencias y la relación entre lo conceptos podríamos ayudarnos de algunos ejemplos:

-La alteración del lenguaje, la afectación del órgano auditivo y de la vista corresponden a unas deficiencias. A la hora de hablar, escuchar y ver es donde se mostraría la discapacidad. Y, por último, la minusvalía se mostraría en la falta de orientación de la persona.

Otro ejemplo:

-Una persona sufre una hemiplejia o parálisis de una parte de su cuerpo (deficiencia), que le dificulta la comunicación, caminar y realizar algunas actividades básicas de la vida diaria (discapacidad); y a su vez, estas dificultades le provocan una situación de dependencia y una situación de minusvalía.

En conclusión:

Discapacidad = Limitación en la actividad (con o sin necesidad de ayuda)

Dependencia = Limitación en la actividad + Necesidad de Ayuda

Extraída de Querejeta González, M.; "Discapacidad/Dependencia. Unificación de criterios de valoración y clasificación", 2004:27.

3. MARCO LEGAL DE LA DISCAPACIDAD.

3.1. C.I.D.D.M. (Clasificación Internacional de Deficiencias, Discapacidades y Minusvalías)

3.1.1. La CIDDM de 1980.

En el año 1980, la Organización Mundial de la Salud OMS presenta el documento. Clasificación Internacional de Deficiencias, Discapacidades y minusvalías o CIDDM, en el que se define a las personas con discapacidad no por las causas que originan las minusvalías sino por cómo le afectan: el objetivo de la clasificación es exponer cómo el proceso de la enfermedad afecta a la persona en su relación consigo misma y con la sociedad.

El esquema anterior a la CIDDM sería:

Etiología   Patología   Manifestación

El nuevo esquema de la CIDDM sería:

Enfermedad Deficiencia Discapacidad Minusvalía

Conceptos y terminología de la CIDDM.

Las definiciones que explican el esquema anterior son las siguientes:

- La enfermedad es un proceso de afección de un ser vivo, caracterizado por na alteración de su estado de salud, provocada por diversos factores intrínsecos o extrínsecos al organismo y que abarca cualquier tipo de enfermedad, trastorno o accidente. La Organización Mundial de la Salud tiene un registro de enfermedades en su Clasificación Internacional de

Enfermedades y Problemas de Salud Relacionados (CIE).

- La deficiencia viene dada por la exteriorización de la enfermedad, y podemos encontrarla tanto en los órganos corporales como en las funciones que éstos desempeñan. También se encuentra en las funciones psicológicas.

La discapacidad es la forma en la que la deficiencia se muestra en la persona.

Impide o restringe la capacidad de realizar actividades consideradas normales según la edad, el sexo, la clase social, etc.

- La minusvalía se da cuando se socializan las consecuencias de la enfermedad: es cuando la acción-relación propia de la persona con su entorno se ve limitada.

En definitiva, lo que debemos entender en la relación de estos conceptos es que según la C.I.D.D.M. "una deficiencia puede producir una discapacidad y una minusvalía puede ser causada por cualquiera de las dos anteriores." (EGEA, 2001)

Evolución de la terminología: de lo negativo a lo positivo. Ha existido una evolución de los términos relacionados con la discapacidad, desde la concepción animista en la que la discapacidad era un castigo divino o se consideraba a la persona discapacitada invadida por el diablo, hasta nuestros días en que la discapacidad se entiende como un criterio más entre todos los conceptos relacionados con la salud. Se han utilizado desde la ciencia, con anterioridad a Clasificación CIDDM, términos como imbécil o subnormal que poseen unas connotaciones negativas y con una gran carga peyorativa. La CIDDM tuvo que reflexionar para ofrecer una

referencia conceptual, previamente a la elaboración de la Clasificación, que rompiera con toda la terminología anterior, muy discutible e inhumana.

Aunque se siguieron utilizando sinónimos propuestos por la OMS, no todo lo orrecto que sería deseable, esta Clasificación tenía dos pretensiones básicas:

- Que los términos muestren al individuo antes como persona que como sujeto en una situación limitante. Es por ello, que se comienza a utilizar la fórmula "persona con...".

- Que se dé una denominación común que evite las interpretaciones que cada persona da a las consecuencias de la enfermedad.

Desde 1976, año en el que la Organización Mundial de la Salud aprueba como ensayo la primera Clasificación, ésta ha pasado por numerosas revisiones para intentar mejorar la terminología que se debe utilizar para nombrar a personas con algún tipo de limitación. Ha sido un periodo superior a veinte años de aplicación de la CIDDM y casi una década de revisión para mejorarla, y, aun así, queda todavía mucho camino por recorrer en esta tarea de sensibilización, concienciación y normalización.

3.2. CIF (Clasificación Internacional del Funcionamiento, de la Discapacidad y de la Salud)

3.2.1. La CIF (2001)

Con esta nueva Clasificación (CIF) se pasa de una visión bio-medica a otra bio-psicosocial y ecológica. Es decir, se entiende a la persona como un conjunto, y al estado de salud como un todo físico, biológico y social, e incluso el entorno y el contexto toman importancia en cuanto a la influencia en la salud personal. Toman fuerza en esta nueva etapa, los contextos y los estados que desequilibran el bienestar de una persona. Esta nueva concepción permite aplicar una perspectiva más positiva hacia la persona, al describir lo que le ocurre desde lo que le puede facilitar su desarrollo o desde lo que le puede suponer una barrera, no ya exclusivamente desde su enfermedad y sus carencias. La anterior perspectiva médica visualiza la discapacidad como un problema físico de la persona, mientras que la perspectiva social visualiza la discapacidad como un problema de origen social que se centra en la integración de la persona.

Los términos que aporta la CIF son los de funcionamiento, discapacidad y salud.

La terminología "estado de salud" aparece en este texto para sustituir al término"enfermedad". Estos "estados de salud" influyen en todos los componentes del funcionamiento y, a su vez, estos componentes, que son la actividad, lo corporal y la participación, pueden variar o alterar los estados de salud.

Aparecen y se tiene en cuenta los factores contextuales: lo personal y lo ambiental pueden alterar o influir en lo corporal, la actividad y la participación de la persona en la sociedad.

En conclusión, las novedades de esta Clasificación con respecto a la CIDDM son:

- Aumentar los niveles sobre el que describimos el estado de salud, en vez de deficiencia, discapacidad y minusvalía- Este texto propone que nos centremos en las funciones, las estructuras corporales y las actividades-participación de la persona.

- Aparecen nuevos elementos que ayudarán a conocer el "estado de salud" de la persona y la gravedad de la alteración que padece.

- Se tienen en cuenta los factores personales y ambientales de forma especial, para entender cómo influyen en el desarrollo de una vida normalizada para la persona.

- Los componentes de actividad y participación de la CIF corresponden a los

 componentes discapacidad y minusvalía en la CIDDM.

3.3. L.I.S.M.I. (Ley de Integración Social de los Minusválidos)

La Ley de Integración Social de Minusválidos aparece en el Boletín Oficial

del Estado de 30 de abril de 1982. Todos los principios que recoge esta Ley se basan en el artículo 49 de la Constitución Española que reconoce a las personas disminuidas en sus capacidades psíquicas, físicas o sensoriales, la dignidad de poder realizar su desarrollo personal y su integración social con normalidad; y a las personas disminuidas profundas, optar a la asistencia y tutelas que necesitan también en el contexto de su propia dignidad. (Artículo 49, Constitución Española, 1978) .

Esta ley contiene unos principios generales en los que describe cómo responsabilidad de los poderes públicos dotar de los recursos necesarios para que sean posibles: la prevención; los cuidados médicos y psicológicos que cubran las necesidades de estas personas; la rehabilitación que les permita desarrollar al máximo su autonomía; el derecho a la educación; la orientación; integración

laboral; y, todos aquellos derechos de los que disfruta el resto de la población.

Esta Ley sostiene que todas las administraciones están obligadas a garantizar que se cumplan los derechos que promueve, siendo dichas administraciones públicas las que controlen y financien la aplicación de las normativas que vayan realizando en la aplicación y el desarrollo de la Ley.

Financiarán y organizarán las campañas de sensibilización e información que se valoren necesarias para la integración completa de estas personas. (Artículo 5)

La LISMI también desarrolla cuáles son los titulares de estos derechos en su

artículo 7.

Otro aspecto a destacar es el de prevención de las minusvalías: es el Gobierno el que tendrá que presentar un Proyecto de Ley donde se recojan las normas para la coordinación de la prevención. En estas normas deben de aparecer la planificación familiar, la atención prenatal y perinatal, y la higiene y seguridad en el trabajo entre otras. (Artículo 8)

También prevé la Ley el diagnóstico y la valoración de las minusvalías: se

deberá crear un equipo multidisciplinar que garantizará la integración de las personas con minusvalía. Se aclara también en este punto las funciones que deberá realizar este equipo. Le sigue el título de las prestaciones, que serán tanto económicas como sociales y abarcarán desde el "subsidio de garantía de ingresos mínimos" hasta la "rehabilitación médicofuncional". En este contexto de la rehabilitación, en el Artículo 18, se exponen los tipos de rehabilitación, los tratamientos, la educación y la integración profesional.

Profundiza, a continuación, en el tema de la recuperación profesional de las personas con minusvalías, aclarando a quién le corresponde asumir el papel de aplicar las medidas que conduzcan hacia la integración laboral.

Otro tema importante es la actuación que deben realizar los Servicios Sociales con referencia a las personas minusválidas. Y, por último, los contenidos referentes a movilidad y barreras arquitectónicas y la gestión y financiación de todos los puntos anteriores.

La Ley de Integración Social de los Minusválidos (LISMI) constituyó un gran avance que fueron completando los Proyectos de Ley que la siguieron. Son las bases en las que se apoya la sociedad para reclamar la aplicación de los

derechos de las todas las personas con minusvalías.

3.4. Ley de Dependencia.

La Ley de Dependencia, Ley 39/2006, de 14 de Diciembre de Promoción de a Autonomía Personal y Atención de las personas en situación de Dependencia, responde a la necesidad de atención integral de las personas en situación de dependencia y a las demandas de sus cuidadores/as. Se convierte en otra protección social del Estado, que amplía las que ya ofrece nuestra Seguridad Social. En el camino por igualarnos, en lo que a políticas sociales se refiere, a otros países de la Unión Europea más avanzados en este terreno; y, basándose en la demanda de una sociedad que exige el derecho de ver garantizados la atención y los cuidados hacia las personas dependientes, personas mayores y personas con discapacidad que no pueden desenvolverse por ellas mismas.

La Ley de Dependencia incorpora un Sistema de Autonomía y Atención a la Dependencia, que responde a las siglas SAAD. Este sistema creará una red pública que integre todos los recursos disponibles, para que al fin, se puedan promover la autonomía y los cuidados que precisen todas las personas en situación de dependencia.

La situación de dependencia se valora a través del Baremo de Valoración de la

Dependencia (instrumento de valoración de la dependencia en el marco de la nueva ley) y se clasifica en grados. En función de ese   grado de capacidad para realizar las Actividades Básicas de la Vida Diaria se determinarán las situaciones   de dependencia   moderada, dependencia severa y de gran dependencia, y los distintos grados de apoyo y cuidados, es decir, las necesidades de apoyo para la autonomía personal.

Clasificación:

a) Grado I. Dependencia moderada: cuando la persona necesita ayuda para realizar varias actividades básicas de la vida diaria, al menos una vez al día o tiene necesidades de apoyo intermitente o limitado para su autonomía personal.

b) Grado II. Dependencia severa: cuando la persona necesita ayuda para realizar varias actividades básicas de la vida diaria dos o tres veces al día, pero no requiere el apoyo permanente de un cuidador o tiene necesidades de apoyo extenso para su autonomía personal.

c) Grado III. Gran dependencia: cuando la persona necesita ayuda para realizar varias actividades básicas de la vida diaria varias veces al día y, por su pérdida total de autonomía física, mental, intelectual o sensorial, necesita el apoyo indispensable y continuo de otra persona o tiene necesidades de apoyo generalizado para su autonomía personal.

A partir de esta valoración, las prestaciones del SAAD se dividen en servicios sociales y en servicios económicos. Entre los servicios sociales encontramos:

Un servicio de prevención que intentará impulsar la autonomía de la persona para que, en la medida de lo que le permita su discapacidad, pueda tener una calidad de vida lo más amplia posible.

- Un servicio de teleasistencia que ayudará a la persona en situación de dependencia a sentirse más segura y a resolver situaciones de emergencia gracias al uso de tecnologías de la comunicación.

- Una prestación de ayuda a domicilio que cubra las necesidades domésticas que esa persona no puede realizar por si misma.

- Centros de día y de noche que mejorarán el nivel de autonomía personal de la persona con dependencia y orientarán y apoyarán a la familia o cuidadores/as de esta persona.

- Un servicio de residencial con cuidados sanitarios que pueden ser temporales o permanentes.

En lo referente a servicios o ayudas económicas:

- Ayudas que permiten la contratación de un servicio en el mercado privado, es decir, la contratación de una persona que cuide en el domicilio a la persona con dependencia, en el caso de que las instituciones de ese lugar no posean ese servicio.

- Ofrecer a la persona cuidadora una cuantía económica, con la obligación de éste a darse de alta en la Seguridad Social.

- Ayuda para contratar una asistencia personal que facilite a la persona en situación de dependencia el acceso a la educación y al trabajo.

Esta Ley puesta en marcha en 2007 intenta garantizar el derecho de todas las personas que no pueden valerse por sí mismas a ser atendidas por las administraciones, y a recibir unas prestaciones que puedan mejorar su autonomía personal y su integración social.

3.5. I Plan de Acción Integral para las Personas con Discapacidad en Andalucía (2003-2006)

El I Plan de Acción Integral para las Personas con Discapacidad en

Andalucía (en Boletín Oficial de la Junta de Andalucía no 3, de 7 de Enero de 2004) ha sido desarrollado con el objetivo de impulsar la integración de las personas con discapacidad y pretendiendo cubrir todas las demandas de los diferentes sectores, siendo su principal finalidad intervenir en materia de accesibilidad, empleo y salud.

Realizando un diagnóstico de todas las áreas en la que desarrolla su vida una persona con discapacidad para, a partir de esta valoración, desarrollar una normativa y poner en marcha un plan de acción con el objetivo de conseguir la integración plena de cualquier persona con discapacidad.

En el área de salud, sus acciones se centran, sobre todo, en la prevención de accidentes de tráfico, en la atención al embarazo, en el diagnóstico precoz de las enfermedades, en los sistemas de vacunaciones, en la rehabilitación médico- funcional, en el estudio y la atención de la salud mental, y en la formación e la investigación.

En el área de educación, sus acciones se centran en la integración de los/as escolares con necesidades educativas especiales, en dotar con los recursos

humanos para la integración, red de aulas y centros que atiendan al alumnado con NEE (necesidades educativas especiales), en la creación de aulas hospitalarias y atención domiciliaria, adaptación de los centros y los planes de estudio a estas personas, así como equipamiento técnico e informático para uso personal entre otras acciones.

En el área de empleo, las acciones que se describen en este Plan son la Formación Profesional Ocupacional, el fomento del autoempleo en personas con discapacidad, los servicios de Andalucía Orienta y de la Iniciativa Comunitaria Equal , el facilitar el acceso al empleo público, etc.

En cuanto al área de Servicios Sociales, se planteó la creación de centros de información de las prestaciones a las que pueden acceder estas personas, así como centros de valoración y orientación, de apoyo a los cuidadores y cuidadoras informales, de atención en centros de día, respiro familiar, creación de entidades tuteladas, asistencia personal y otras. Todos estos Centros y los servicios que prestan, se verán más detalladamente en el Módulo 6 "Contextos Laborales".

En el área de vivienda, las acciones iban encaminadas a la creación de más viviendas protegidas para la venta, para el alquiler y para la integración social, rehabilitación de las viviendas y adaptación funcional del hogar para garantizar este derecho a las personas con discapacidad.

Otra de las áreas que pretendía dinamizar este I Plan era la de accesibilidad a la comunicación, contemplando acciones concretas de acceso a la información pública, accesibilidad a los perros guías y mantenimiento de las redes asociativas entre otras.

En el área de accesibilidad a la edificación el I Plan Integral accionó la formación, la investigación, la eliminación de las barreras y la información y orientación de los agentes implicados para la adaptación de las edificaciones a Las personas con discapacidad. En las políticas de urbanismo se han desarrollado campañas informativas y subvenciones a corporaciones locales para que cambien y adapten sus locales, aportando orientaciones técnicas para estas corporaciones.

Otra de las áreas importantes en la que este I Plan ha querido influir es la de transportes, sobre todo ha querido adaptar los transportes públicos para que todas las personas puedan acceder a ellos, sea cual sea su situación.

Las últimas tres áreas responden a las de deporte, turismo y contratación administrativa. En ellas se fomenta desde el Plan Integral, la adaptación de los deportes a las personas con discapacidad y la accesibilidad a las playas u otras zonas de interés turístico a estas personas.

3.6. Plan de Acción Integral para las Mujeres con discapacidad en Andalucía (2008-2013)

Las mujeres suponen el 58% de las personas con discapacidad en Andalucía. La situación de la mujer en nuestra sociedad está lejos todavía de alcanzar una situación de igualdad con respecto a la del hombre, es por ello que la mujer con discapacidad suele sufrir una doble discriminación. Por ello, la Comunidad Autónoma de Andalucía ha plasmado la demanda de estas mujeres en el Plan de Acción Integral para Mujeres con discapacidad en Andalucía (en Boletín Oficial de la Junta de Andalucía no 224, de 11 de Noviembre de 2008), introduciendo la perspectiva de género en todas las intervenciones que se realizan con personas con discapacidad.

Los principios en los que se basa este Plan son los de autonomía,

diversidad, participación, integralidad y transversalidad en una acción positiva.

Las medidas que tomará este Plan para proteger la igualdad de oportunidades

serán las de:

- Informar a los/as distintos/as agentes, sobre todo a las mujeres con discapacidad.

-Sensibilizar, buscando siempre un cambio de actitudes en la sociedad.

-Formar a los/as profesionales para que introduzcan en sus respuestas la perspectiva de género y a las mujeres para que conozcan sus derechos.

-Investigar para conocer en que situaciones se encuentran las mujeres con iscapacidad y cuáles son sus necesidades y sus opciones de integración.

-Ofrecer los recursos necesarios para ir disminuyendo el espacio de las desigualdades.

En este Plan se recogen las acciones que llevarán a conseguir el desarrollo integrado y pleno de las mujeres con discapacidad en nuestra sociedad. Estas acciones son, entre otras: las de activar la participación en la toma de decisiones; la igualdad en el empleo; la autonomía personal; y, la educación en la igualdad, así como frenar la violencia contra las mujeres con discapacidad y

dar a conocer los derechos reproductivos y judiciales.

Este Plan genera como principios básicos la participación y la negociación de todos los sectores sociales a través del aprendizaje práctico y siendo en todo momento flexibles para saber adaptarnos a las condiciones de estas mujeres y poder así darles una respuesta eficiente.

3.7. II Plan de Empleabilidad para las personas con Discapacidad en Andalucía (2007-2013)

El II Plan de Empleabilidad para las personas con Discapacidad en Andalucía (en Boletín Oficial de la Junta de Andalucía no 7, de 10 de Enero de 2008) se crea con la intención de integrar en el mercado de trabajo a las personas con discapacidad.

Está constituido por seis áreas en las que se realizan acuerdos con las empresas para desarrollar acciones de sensibilización en la universidad, en los foros de encuentro, medidas para mejorar el acceso a las tecnologías e incentivar la investigación.

Se fomentan incentivos para la contratación por parte de las empresas de personas con discapacidad, para formar a las empresas en materia de

discapacidad, para reservar plazas en las Escuelas Taller para personas con discapacidad, así como para realizar campañas informativas para mejorar las relaciones entre los empresarios y discapacidad.

Otras medidas que se promueven son microcréditos, la asistencia técnica y la agilización de trámites que garanticen la incorporación como autónomas de las personas con discapacidad.

También recoge el Plan la adecuación del entorno de trabajo y de la universidad, lo que conllevaría a una adaptación arquitectónica de los centros, y a la configuración de la "figura de apoyo" que ayuda en su aprendizaje a la persona que así lo requiera.

Por último, el II Plan para la Empleabilidad para las Personas con Discapacidad en Andalucía, determina qué organismos oficiales se encargarán de poner en marcha cada una de las medidas propuestas y aprobadas.

Toda sociedad que se precie debe recoger y garantizar los derechos de todas las personas que la forman, teniendo en cuenta sus necesidades, sus circunstancias y su reconocimiento como parte de ella.

4. DISCAPACIDAD FÍSICA

Veremos a continuación las diferentes deficiencias de tipo físico o motor que pueden dar lugar a la aparición de una discapacidad física. Recordemos que la discapacidad está provocada siempre por una deficiencia, es decir, por una pérdida o anormalidad de una estructura o función psicológica, fisiológica o anatómica. Pero también es posible que exista una deficiencia que no dé lugar a ninguna discapacidad.

"La aparición de un déficit en el funcionamiento corporal provoca una

discapacidad o limitación en la realización de las actividades y una dependencia de la ayuda de otra u otras personas" OMS 2001 (IMSERSO, 2004: Capítulo I, pág. 6)

La Encuesta sobre Discapacidad, Deficiencias y Estado de Salud de 1999 (EDDES, 1999) valoró en una muestra de la población española la presencia y el Tipo de discapacidad presente en treinta y seis actividades de la vida diaria.

Normalmente, y en términos generales, las personas con deficiencias físicas y motóricas pueden presentar discapacidad para:

1) Comunicarse:

Comunicarse a través del habla

Comunicarse a través de escritura-lectura convencional

2) Desplazarse dentro del hogar

Cambiar y mantener las posiciones del cuerpo

Levantarse, acostarse , desplazarse.

3) Utilizar brazos y manos

Trasladar objetos no muy pesados

Utilizar utensilios y herramientas

Manipular objetos pequeños con manos y dedos

4) Desplazarse fuera del hogar

Deambular sin medio de transporte

Desplazarse en transporte público

Conducir vehículo propio (entre 18 y 75 años)

5) Cuidar de sí mismo/a

Asearse solo/a: lavarse y cuidar su aspecto

Controlar las necesidades y utilizar solo/a   el servicio

Vestirse-desvestirse y arreglarse

Comer y beber

6) Realizar las tareas del hogar (para mayores de 10 años)

Hacer compras y controlar los suministros y servicios

Cuidarse de las comidas

Limpieza y cuidado de la ropa

Limpieza y mantenimiento de la casa

Cuidarse del bienestar del resto de la familia .

4.1. Definición de la deficiencia motórica.

Se considera que una persona sufre una deficiencia motórica cuando presenta, de forma permanente o por un tiempo limitado, algún tipo de afectación en la estructura o en el funcionamiento de las articulaciones, los

huesos, los músculos o el sistema nervioso. Esta afectación se presenta en distintos grados según la etiología y la zona afectada, limitando las actividades que podría realizar, en comparación con cualquier persona de su edad y características que careciera de tal limitación.

Las concepciones más actuales sobre la deficiencia motórica, tratan de visibilizar las necesidades sociales, laborales o educativas, ofreciendo un estudio concreto de cómo afecta la alteración motriz al desarrollo vital y al aprendizaje de la persona con discapacidad para, a partir de este diagnóstico, ayudar a la persona a desarrollar de sus capacidades y potencialidades.

Las anteriores concepciones se centraban únicamente en la deficiencia; es decir,   en descubrir las causas de la discapacidad y en determinar su nivel de gravedad. En la actualidad, se continúa dando importancia al conocimiento de la alteración o discapacidad, pero se completa esta valoración con un diagnóstico ntegral de la persona y de sus necesidades.

La deficiencia motora puede implicar limitaciones posturales, dificultar los desplazamientos autónomos y generar descoordinación en los movimientos. En cuanto a su origen, puede ser congénito (desde el nacimiento), o puede haberse adquirido en algún momento de la vida de la persona. Más adelante profundizaremos en las causas ymanifestaciones de las alteraciones físicas.

Los estudios y estadísticas realizados sobre esta cuestión, (EDDES, 1999), nos dicen que alrededor de el 30% de la población sufre algún tipo de

discapacidad física; en este porcentaje se encuentra un amplio abanico de situaciones: las personas que han sufrido accidentes traumáticos, las personas que tienen problemas de control de movimientos musculares, las personas con distrofia muscular, las personas con esclerosis múltiple, y también las personas mayores, los niños y niñas, las mujeres embarazadas o las personas invidentes.

En general, se trata de personas que tienen una serie de necesidades, permanentes o temporales, a la hora de llevar a cabo su vida diaria sin enfrentándose a algún tipo de desventaja o discriminación debido a sus características.

4.2. Características de la deficiencia motórica.

La deficiencia motórica es una afectación del aparato motor que se presenta de forma permanente o transitoria, y es debida a un fallo en la estructura y/o en el funcionamiento del sistema osteo-articular, del sistema nervioso o del sistema muscular. La deficiencia motórica puede darse en dos o más sistemas simultáneamente, y presentar niveles de gravedad diferentes.

Tiene como consecuencia una limitación del funcionamiento y de las acciones en las personas que la padecen: limitaciones posturales, dificultad en los desplazamientos autónomos y/o descoordinación en los movimientos.

Las deficiencias motóricas estudiadas en La Encuesta sobre Discapacidad, Deficiencias y Estado de Salud de 1999 (EDDES, 1999) se clasifican en tipos y categorías de acuerdo con el siguiente esquema:

Deficiencias osteoarticulares: Son aquellas que afectan al sistema esquelético muscular, es decir a los huesos, músculos y articulaciones. Pueden presentarse en:

Cabeza

Columna vertebral

Extremidades superiores: brazos y manos.

Extremidades inferiores: piernas y pies

Deficiencias del Sistema Nervioso: Son aquellas deficiencias que afectan al sistema nervioso central y consisten en:

Parálisis de una extremidad superior

Parálisis de una extremidad inferior

Paraplejia: parálisis de la mitad inferior del cuerpo.

Tetraplejia: parálisis de los cuatro miembros o extremidades.

Trastornos de la coordinación de movimientos

Otras deficiencias del sistema nervioso .

4.3. Etiología y clasificaciones más habituales.

Las patologías y lesiones que pueden provocar deficiencias motóricas y discapacidad física son múltiples, además son muy heterogéneas y diversas, por lo que no es posible hacer una única clasificación. Por ello, hemos optado por ofrecer dos clasificaciones diferentes:

Una, en función del origen de la lesión o de a afectación, y otra según la etiología o la causa de la deficiencia.

A) SEGÚN EL ORIGEN

    a.1) ORIGEN CEREBRAL

        a.1.1.Parálisis cerebral

        a.1.2.Traumatismos cráneo-encefálicos

        a.1.3.Tumores

    a.2) ORIGEN ESPINAL

        a.2.1.Espina bífida

        a.2.2.Poliomielitis

        a.2.3.Lesiones medulares

        a.2.4.Enfermedad deWerdnig- Hoffmann

        a.2.5.Síndrome de Wohlfart-Kugerberg

a.2.6.Enfermedad de Charcot-Marie- Tooth

a.2.7.Ataxia de Friedreich

a.3) ORIGEN MUSCULAR

a.3.1.Miopatías

a.3.2.Distrofias musculares

a.4) ORIGEN OSTEO-ARTICULAR

a.4.1.Malformaciones congénitas

a.4.2.Distrofias óseas

a.4.3.Enfermedades microbianas

a.4.4.Reumatismos de la infancia

a.4.5.Lesiones por desviación del Caquis

B) SEGÚN LA ETIOLOGÍA

Transmisión genética

Infecciones microbianas

Accidentes

Origen desconocido

A. SEGÚN EL ORIGEN DE LA LESIÓN:

a.1) Origen cerebral:

Las deficiencias de origen cerebral pueden venir dadas por una patología que puede ser congénita o adquirida, o bien por un accidente o lesión que afecte al cerebro, como es el caso de los traumatismos. Pueden llegar a provocar graves alteraciones motrices si el cerebro está muy afectado. También puede darse el caso de que la deficiencia sea reversible, por ejemplo tras la extirpación

de un tumor cerebral, o tras la recuperación de un traumatismo cráneo encefálico.

a.1.1.- Parálisis cerebral:

Engloba a un grupo heterogéneo de trastornos provocados por una lesión cerebral producida antes (defecto congénito), durante (traumatismo en el parto) o después del nacimiento (patología o lesión), y que afecta a las áreas de coordinación motora, sensitivas y cognitivas, y a la coordinación en general como el control postural y la movilidad. Se da un retraso en el desarrollo psicomotor y, en la mayoría de los casos retraso mental, lo que provoca también alteraciones del lenguaje, de la lectura y de la escritura, y por tanto un déficit en la capacidad de aprendizaje.

Las causas pueden ser múltiples: Prematuridad, intoxicaciones, hipoxia o anoxia, lesiones en el parto, traumatismos cerebrales, hematomas, accidentes cerebro-vasculares, etc.

Presenta gran diversidad y variabilidad de síntomas: Hipertonía o hipotonía muscular, movimientos involuntarios en extremidades, cara y/o lengua, hemiplejia, paraplejia, ataxia: descoordinación motora, problemas de equilibrio y de la marcha, falta de control en manos y ojos, etc. En cuanto al lenguaje y a la comunicación, los propios del retraso mental.

a.1.2.-Traumatismos cráneo encefálicos:

Son daños o lesiones producidos en la cabeza. Se deben principalmente a accidentes de tráfico, caídas en la realización de deportes o en otros espacios: domésticos, laborales, etc. Las manifestaciones clínicas que pueden presentar son: Pérdidas de conciencia; dolores de cabeza; amnesia o pérdida de memoria; hematoma o acumulación de sangre interna o externa al cerebro; secuelas de diferente   gravedad: lesiones nerviosas,   deficiencias motoras, epilepsia, demencia, etc. La deficiencia producida dependerá de la gravedad del traumatismo.

Con frecuencia, las posibles consecuencias de los traumatismos no son detectadas hasta pasado un tiempo, lo cual puede provocar un empeoramiento en las lesiones porque no han sido atendidas a tiempo. Existe un protocolo de observación que es recomendable seguir tras una caída o golpe en la cabeza. Es necesario acudir al centro sanitario con urgencia si existe un dolor intenso de cabeza, vómitos, o alteraciones en la visión y el lenguaje.

Hay que señalar que el 50% de los casos de traumatismos cráneo- encefálicos se da en menores de quince años.

a.1.3.-Tumores cerebrales:

Consisten en el crecimiento anormal de una "masa" dentro del cerebro, producido por una alteración en los tejidos, concretamente por el aumento anormal de células "descontroladas" en una zona localizada. El tumor puede ser de carácter benigno (normalmente de crecimiento lento y curable y/o reversible) o maligno (de crecimiento rápido y que suele volver a crecer tras su extirpación quirúrgica) Las manifestaciones clínicas del tumor y sus secuelas dependen de la localización del mismo y de su tamaño y gravedad, en general son: cefaleas o dolores de cabeza; pérdida de fuerza, sensibilidad y/o de movilidad en una parte del cuerpo; dificultades para hablar, pérdidas de visión; epilepsia; demencia; alteraciones afectivas y/o del comportamiento.

a.2) Origen espinal:

En este caso la deficiencia motórica está provocada por una afectación del sistema nervioso central, concretamente por una malformación, una patología o una lesión que afectan a la médula espinal.

a.2.1.- Espina bífida:

También se conoce con el nombre de mielodisplasia. Se trata de un defecto en el desarrollo normal de la columna vertebral, que se muestra en la falta de unión de uno o varios arcos vertebrales, lo que en el caso de la espina bífida abierta o quística, deja parte de la médula espinal al descubierto y sin protección ósea. La principal causa que provoca que durante el periodo embrionario (en el embarazo) no se formen correctamente la columna y los tejidos, parece ser el déficit de ácido fólico en los primeros meses de la gestación, aunque existen casos de espina bífida de causa desconocida.

Existen dos tipos de espina bífida o mielodisplasia: Espina bífida oculta y espina bífida abierta o quística.

En el primer caso, el de la espina bífida oculta, la médula espinal y los nervios no están afectados, sólo está afectada la columna vertebral. Aún así, los síntomas pueden ser: debilidad en las extremidades inferiores; deformidad y/o diferencia de tamaño en uno o ambos pies; atrofia de una pierna y/o pie; escasa sensibilidad o alteración de los reflejos; e incontinencia urinaria o total (orina y heces)

En el caso de la espina bífida abierta o quística, la médula espinal queda al descubierto y la lesión suele presentarse como un abultamiento o quiste; la sintomatología es más grave.

- Problemas de visión y cognitivos: memoria, concentración.

- Alteraciones graves del aparato locomotor: Debilidad muscular o parálisis, deformidades y disminución o pérdida de la sensibilidad por debajo de la lesión.

- Alteraciones del control urinario e intestinal que pueden dar lugar a una incontinencia vesical y/o fecal.

a.2.2.- Poliomielitis:

Es una enfermedad infecciosa que afecta al sistema nervioso central. Está provocada por el virus poliovirus, y la forma de contagio es vía fecal-oral. Este virus puede atacar al sistema nervioso central provocando la inflamación y destrucción de las neuronas motoras de la médula espinal y del cerebro, encargadas del control muscular. Puede provocar parálisis, atrofia muscular y deformidad. Suelen ser más receptivos/as a esta patología los y las menores de tres años, aunque también se dan casos en niños/as mayores de tres años y en personas adultas.

a.2.3.- Lesiones medulares:

Se deben a traumatismos en las vértebras que provocan lesiones en los nervios y en la médula. Las más comunes son producidas por accidentes de tráfico, deportivos o laborales.

La sintomatología y las secuelas posteriores dependen principalmente de la gravedad de la lesión y de la localización de la misma. Ésta puede ser a nivel cervical, dorsal o lumbar. Cuanto más arriba esté localizada la lesión, mayor número de nervios motores y sensitivos se verán afectados, puesto que afectará al área corporal situada por debajo del nivel de la lesión medular.

Si la lesión está localizada a nivel cervical, provocará la parálisis y la pérdida de sensibilidad de las cuatro extremidades o tetraplejia, así como la anulación de todas la actividades reflejas y vegetativas dependientes de los segmentos medulares afectados por la lesión: arreflexia o ausencia de reflejos musculares; flacidez muscular; parálisis intestinal; retención de orina; pérdida de reflejos genitales (erección del pene); disminución de la presión arterial; trastornos respiratorios (en lesiones cervicales altas) y alteraciones en la regulación de la temperatura corporal.

Si la lesión está situada a nivel dorsal, provocará la parálisis y la pérdida de sensibilidad de los miembros inferiores o paraplejia.

Existen también enfermedades medulares degenerativas, éstas son un grupo de enfermedades hereditarias que provocan atrofia muscular espinal: degeneración y debilidad muscular progresiva, y finalmente la muerte.

a.2.4.- Enfermedad de Werdnig-Hoffmann:

También llamada atrofia muscular espinal tipo I. Se debe a un gen defectuoso heredado de ambos padres. Provoca flacidez, los músculos se presentan débiles con poca fuerza y tono muscular, también aparecen problemas respiratorios y de alimentación. Aunque hay distintos niveles de gravedad, finalmente la enfermedad concluye con la muerte de la persona afectada.

a.2.5.- Síndrome de Wohlfart-Kugerberg:

También llamada atrofia muscular espinal juvenil. Provoca debilidad

muscular progresiva y atrofia, normalmente en los miembros inferiores. Su aparición suele ser entre los 2 y los 15 años. Tiene un carácter autosómico recesivo, es decir se debe a un gen defectuoso heredado de ambos padres. Se da la circunstancia de que muchas familias presentan al mismo tiempo la enfermedad de Werdnig-Hoffmann.

a.2.6.- Enfermedad de Charcot-Marie-Tooth:

La enfermedad de Charcot-Marie-Tooth corresponde a una neuropatía (patología nerviosa) hereditaria, e implica daño en la mielina que recubre las fibras nerviosas atacando en un primer nivel los músculos de los miembros inferiores. También es hereditaria, y va provocando un empeoramiento progresivo y crónico, no tiene cura, aunque existen tratamientos para reforzar los músculos y poder ofrecer más independencia a la persona afectada.

Se inicia de forma precoz en la infancia y la juventud. Afecta a los nervios que estimulan el movimiento provocando la debilidad y deformidad del pie, el entumecimiento de éste y de la pierna, así como una marcha espasmódica e incontrolada.

a.2.7.- Ataxia de Friedreich:

Esta enfermedad también se transmite de forma autonómica recesiva. Es progresiva y provoca la destrucción de las células nerviosas de la médula espinal y del cerebelo. Aparece sobre la preadolescencia con ataxia o pérdida de la oordinación motora y de la marcha: dificultades para caminar, ausencia de sensopercepción de la postura y posición corporal en el espacio; pérdida de equilibrio; debilidad muscular y temblores; y disartria.

a.3) Origen muscular:

Normalmente se trata enfermedades o lesiones a nivel muscular que provocan una deficiencia de tipo motor.

a.3.1.- Miopatías:

Una miopatía es una enfermedad del músculo o enfermedad neuromuscular en la que la falta de respuesta se debe a un problema de éste y no a un fallo en la transmisión nerviosa. Provocan problemas en el tono y en la contracción de los músculos que controlan los movimientos voluntarios. Existen miopatías que pueden ser tratadas mejorando la calidad de los movimientos y la fuerza muscular de las personas afectadas.

Algunos tipos de miopatías son:

o Inflamatorias.

o Distrofias musculares.

o Miopatías congénitas.

a.3.2.- Distrofias musculares:

Aquí nos centraremos en un grupo de enfermedades que provoca debilidad y deterioro progresivos de la musculatura que controla el movimiento voluntario.

Dentro de las distrofias musculares, destacamos:

   o Distrofia muscular progresiva de Duchenne:

Se trata de una miopatía de origen genético. Se hereda de forma recesiva y provoca una degeneración de las fibras o células musculares. Se produce una progresión rápida de la degeneración muscular. Los síntomas son: hipotonía; problemas de la marcha; hipertrofia de las pantorrillas; deterioro mental; problemas respiratorios y cardíacos. Aunque no existe curación, se puede tratar con intervenciones, sobre todo fisioterapéuticas, que mejoran la fuerza muscular

frenando la dificultad para andar, vestirse y todas aquellas actividades que requieren de ella.

   o Distrofia escapular de Landouzy-Dejerine:

Se trata de un tipo de distrofia muscular progresiva y de origen desconocido. Se inicia con la debilidad de los músculos de la cara y del cinturón escapular lo que impide levantar los brazos por encima de la cabeza, aunque progresa lentamente afectando a otras partes del cuerpo. Al mismo tiempo, se observa miopatía de los músculos de la cara, los párpados permanecen entreabiertos y la persona no puede controlar los labios.

a.4) Origen osteo-articular:

Son deficiencias motoras con un origen localizado en el sistema osteo- articular, que puede ser congénito o adquirido, como en el caso de las patologías, lesiones y amputaciones.

a.4.1.- Malformaciones congénitas:

Los tres primeros meses de embarazo son un período muy sensible para el desarrollo del embrión y en el que se pueden producir fallos graves:

Morfológicos: afectarán a la forma física del bebe.

Funcionales: afectarán al funcionamiento de los órganos.

Estructurales: alteraciones genéticas y de las células.

Las malformaciones congénitas pueden estar causadas por enfermedades hereditarias; por la ingestión -por parte de la madre- de sustancias toxicas durante la gestación; y por enfermedades infecciosas padecidas por la madre en el embarazo.

-Amputaciones congénitas:

Debido a una de las causas citadas anteriormente como procesos infecciosos de la madre durante la gestación; la ingesta de algún medicamento o droga; o la exposición a radiaciones, el/la bebé nace con la carencia de uno o varios de cuatro sus miembros o con carencia de una parte. El tratamiento más común es la utilización de prótesis.

- Luxación congénita de cadera:

Es una malformación de la articulación de cadera, concretamente la bola del fémur no encaja en la cavidad de la cadera. Dependiendo de la gravedad de la luxación, se produce una disminución del movimiento del miembro afectado, y una asimetría en la posición de la cadera, y en los pliegues de los miembros inferiores. Es más frecuente en niñas primogénitas, y en partos de nalgas. Si el diagnostico es precoz, la operación suele tener buenos resultados.

- Artrogriposis:

Es un síndrome que produce contracturas y rigidez en las articulaciones de las cuatro extremidades. El niño o la niña al nacer presentan una anquilosis que suele estar acompañada de alguna malformación debida a la atrofia muscular que la acompaña. Un tratamiento constante de masajes y movilizaciones puede reducir la rigidez pero no hacerla desaparecer.

a.4.2.- Distrofias óseas:

o Condodistrofia:

Es una alteración de origen genético que afecta al desarrollo de la longitud de los huesos, y por tanto al crecimiento normal del/ la niño/a que la padece.

Puede dar lugar a diversos tipos de enanismo.

o Osteogenesis imperfecta:

Enfermedad también conocida como "huesos de cristal" ya que se aracteriza por una debilidad excesiva de los huesos, que se produce por una mineralización insuficiente. Esto provoca un retraso en el crecimiento y deformaciones que dan lugar a desequilibrios y fracturas óseas constantes.

Se trata de una enfermedad genética que dependiendo de la cantidad e intensidad de los síntomas, hará que la persona afectada pueda tener una vida más o menos normalizada o muera al poco de su nacimiento.

a.4.3.- Enfermedades microbianas:

Son enfermedades producidas por bacterias o virus que provocan fracturas óseas y articulares. Dan lugar a deficiencias físicas, que no suele ser permanente pero que necesitan mucho reposo y tiempo de recuperación.

o Osteomielitis aguda y crónica:

Infección ósea causada por la bacteria estafilococo. La sangre la transporta desde otra parte del cuerpo hasta el hueso. En los/as niños/as suele afectar a los

huesos largos como la tibia, y en las personas adultas a los huesos de la pelvis y las vértebras. En el hueso infectado aparece una fístula llena

de pus, que no permite que circule la sangre por
él.

La osteomielitis crónica resulta cuando el
tejido óseo se muere por falta de suministro
sanguíneo. El tratamiento con antibióticos tiene
resultados positivos para la osteomielitis aguda,
pero la osteomielitis crónica a veces no tiene
solución y es necesaria la amputación del
miembro al que ha afectado la infección.

o Tuberculosis osteo-articular:

Es una enfermedad inflamatoria crónica del
esqueleto provocado por el bacilo de Koch.
Afecta a las articulaciones en casi todos los
casos; en un 50% afecta a los pulmones y suele
ser causada porque el bacilo tuberculoso llega al
esqueleto por vía hematógena. Su tratamiento
con antibióticos suele dar buenos resultados
aunque puede dejar secuelas como escoliosis o
paraplejia. Esta enfermedad está superada en los
países desarrollados gracias a las vacunaciones
obligatorias.

a.4.4.- Reumatismos de la infancia:

Las enfermedades reumáticas son crónicas y
muy incapacitantes. Los/as

niños/as que las padecen tienen que estar sujetos a tratamiento durante toda la vida. Estas enfermedades provocan discapacidad en la mayoría de los casos, por lo que el/la niño/a verá restringida su movilidad y dependerá para muchas de sus actividades cotidianas de la ayuda de otra persona. Esta dependencia en el desarrollo del niño/a puede provocar alteraciones psicológicas.

Tipos de reumatismo:

o Reumatismo articular agudo:

Es producido por un estreptococo y provoca problemas cardíacos que derivan en una deficiencia física. Esta enfermedad suele venir acompañada en su evolución de anquilosis de codos y rodillas.

o Reumatismo crónico:

No se sabe con certeza su origen aunque se piensa que varios factores pueden influir en su aparición: infecciones víricas, traumatismos, alteraciones inmunes y estrés. No tiene afectación cardíaca. Se inicia precozmente y suele producir intensos dolores, artritis, erupciones cutáneas y fiebres, dependiendo del caso. Puede llegar a afectar a todas las articulaciones con hinchazón y dolor,

pudiendo evolucionar hacia una anquilosis, en algunos casos.

a.4.5. Lesiones osteo-articulares por desviación del raquis o columna vertebral:

Son deformaciones que se producen en alguna parte del raquis o eje óseo formado por el conjunto de vértebras comprendido entre la base del cráneo y la pelvis. Puede llegar a provocar la compresión de algunos órganos al alterar la mecánica vertebral. Es habitual en los/as niños/as en edad escolar.

Dependiendo de la parte de la columna vertebral que se vea afectada y de sus consecuencias, se tratará de:

oCifosis:

La enfermedad de Scheuermann es una cifosis de origen no postural, y provoca una deformidad: la curvatura de la columna y el consiguiente arqueamiento convexo de la espalda. Las causas de la cifosis pueden ser: un traumatismo, algún problema de la persona en su desarrollo o una enfermeddegenerativa.

Cuando aparece en la adolescencia, puede deberse también a una separación de las vértebras sin causas determinadas. Cuando esta enfermedad

afecta a las personas adultas puede ser a causa de la artritis, osteoporosis o el desplazamiento de una vértebra sobre otra. Otras causas de la cifosis son la espina bífida, enfermedades endocrinas, secuelas de la poliomielitis y los tumores. Las molestias que provoca son: fatiga, dolor y dificultad para respirar, entre otros síntomas. Los tratamientos más recomendables, y con mejores resultados, son la cirugía correctiva (para corregir la desviación) y la fisioterapia.

o Lordosis:

Si miramos la espalda de una persona que la padece, la columna aparecerá curvada con forma cóncava por la parte inferior. Aunque no se sabe con exactitud la causa de esta patología se baraja que pueda estar provocada por un problema postural, un problema congénito en las vértebras, dificultades neuromusculares o un problema en las caderas. El tratamiento tiene como objetivo frenar la evolución de la curvatura de la columna y prevenir otras deformidades en las vértebras.

o Escoliosis:

Desviación de la columna que presentan tanto las personas adultas como los/as niños/as, en los niños y niñas puede evolucionar provocándoles problemas

funcionales y estéticos. Aunque no se conocen las causas, se cree que, en parte, puede influir la genética, ya que se han estudiado casos en los que existían antecedentes familiares. Otras causas conocidas son, la diferencia en la longitud de las piernas, la asimetría de las caderas, o las consecuencias de las hernias de disco.

B. CLASIFICACIÓN SEGÚN LA ETIOLOGÍA DE LAS DEFICIENCIAS MOTORAS.

La deficiencia motora puede ser, como ya hemos visto, congénita o adquirida, y puede estar causada por:

Transmisión genética: Enfermedades o síndromes que provocan la deficiencia motórica y que son congénitos o heredados de uno o ambos progenitores, que poseen genes defectuosos.

Infecciones microbianas: Enfermedades producidas por contagio de bacterias o virus.

Accidentes: Acontecimientos fortuitos e imprevistos que sobrevienen a la persona y le producen un daño corporal identificable. Se incluyen como

accidentes las caídas, golpes, intoxicaciones, quemaduras y accidentes de tráfico y laborales.

Origen desconocido: La causa de la patología o el síndrome que provocan la deficiencia es desconocida.

CLASIFICACIÓN GENERAL DE LAS DEFICIENCIAS MOTORAS SEGÚN LA LOCALIZACIÓN DE LA ZONA AFECTADA:

o Monoplejia:

Parálisis de un miembro del cuerpo, que puede ser inferior: una pierna, o superior: un brazo.

o Hemiplejia:

Parálisis de la mitad vertical del cuerpo, puede ser el lado derecho o el lado izquierdo.

o Paraplejia:

Parálisis que afecta a la parte inferior del cuerpo, es decir a las dos piernas.

o Tetraplejia: Parálisis total o parcial de los cuatro miembros del cuerpo, y de los

músculos del tronco.

o Diplejia:

Parálisis de sólo dos de las cuatro extremidades. Suele ser más frecuente la que afecta a los miembros inferiores.

o Paresia:

Se habla de paresia cuando la afectación o la parálisis son leves.

Dependiendo de la localización y del número de miembros a los que afecte, será:

monoparesia, hemiparesia, paraparesia o tetraparesia.

4.4. Trastornos motóricos más comunes: parálisis cerebral y espina bífida.

Nos vamos a centrar con más detalle en dos de los trastornos motóricos más comunes, porque van a suponer en muchos casos, la principal causa de la deficiencia motórica y de su consiguiente discapacidad. Como cuidadores/as de personas con discapacidad física y psíquica, debemos de conocer en profundidad estos trastornos.

PARÁLISIS CEREBRAL:

La parálisis cerebral es la alteración del movimiento y la postura que resulta por un daño o lesión no progresivos y permanentes en un encéfalo inmaduro (en crecimiento) o ya maduro (adulto)

Como ya hemos visto, engloba a un grupo heterogéneo de trastornos que pueden estar provocados por una lesión cerebral producida antes (defecto congénito), durante (traumatismo en el parto) o después del nacimiento (patología o lesión), y que afecta a las áreas de coordinación motora, sensitivas y   cognitivas, y a la coordinación en general como el control postural y la movilidad. Cuando afecta a un cerebro inmaduro, se produce un retraso en el desarrollo psicomotor y, en la mayoría de los casos retraso mental, lo que provoca también alteraciones del lenguaje, de la lectura y de la escritura, y por tanto un déficit en la capacidad de aprendizaje.

Las causas pueden ser múltiples: Prematuridad, intoxicaciones, hipoxia o anoxia, lesiones en el parto, traumatismos cerebrales, hematomas, accidentes cerebro-vasculares, etc.

Las causas de la parálisis cerebral son:

Las prenatales:

Pueden provocar esta patología enfermedades infecciosas que la madre padece durante los tres primeros meses de gestación, enfermedades como el sarampión, el herpes, la meningitis, y otras. Para evitar las consecuencias de estas enfermedades la embarazada debe realizar estrictos controles médicos.

La exposición a radiaciones de Rayos X durante el periodo de gestación también pueden provocarla. La anoxia e hipoxia son otras de las causas que provocan estas malformaciones y lesiones cerebrales.

Otra causa de tipo prenatal,serían las enfermedades metabólicas congénitas que provoca que el/la niño/a no puedan metabolizar ciertos alimentos que necesita para su desarrollo.

La siguiente causa prenatal es la incompatibilidad de RH que se produce cuando el niño/a es RH positivo y sus madres son RH negativas, ya que los anticuerpos de la madre destruyen los glóbulos rojos del niño/a. Esto puede provocar un daño irreversible en sus células cerebrales.

Las perinatales o en el momento del parto:

La anoxia e hipoxia; la asfixia; los traumatismos ocurridos durante el parto; los cambios bruscos de presión debidos a la cesárea; la prematuridad o la hipermadurez pueden provocar daño cerebral.

Las postnatales:

El sistema nervioso madura durante los tres años primeros de vida de la persona, en este tiempo es importante evitar cualquier lesión pues pueden ser realmente graves para la evolución y vida del niño/a. Los problemas que se recogen en este periodo son infecciones, traumatismos en la cabeza, los accidentes anestésicos, las deshidrataciones, los trastornos vasculares y las intoxicaciones.

En la parálisis cerebral, se presenta gran diversidad y variabilidad de síntomas: Hipertonía o hipotonía muscular, movimientos involuntarios en extremidades, cara y/o lengua, hemiplejia, paraplejia, ataxia: descoordinación motora, problemas de equilibrio y de la marcha, falta de control en manos y ojos, etc. En cuanto al lenguaje y a la comunicación, los propios del retraso mental.

Este trastorno afecta a personas que presentan sintomatologías muy diversas, como acabamos de ver. Los grandes síntomas se clasifican en distintos grupos de tipologías.

La clasificación es la siguiente:

o La espasticidad:

Aumento del tono muscular exagerado. Estas contracciones musculares pueden darse en reposo, o bien cuando se produce una emoción o estimulación (por un ruido, un susto,...) Los músculos espásticos son hiperirritables, siempre están tensos y rígidos, por lo que en el movimiento de estas personas, no se puede producir la contracción de los músculos agonistas y la relajación de los antagonistas como sucede en los movimientos normales.

o La atetosis:

La persona afectada tiene dificultad para el control o la coordinación de los movimientos voluntarios. La persona intenta realizar un movimiento pero se ve envuelta en otros movimientos llamados "parásitos", que descontrolan el movimiento inicial. Estos movimientos "parásitos" que aparecen con posterioridad van desde la hiperflexión a la hiperextensión muscular. Las personas afectadas padecen movimientos espasmódicos ncontrolados en la cabeza, en la cara, la lengua, etc.

o La ataxia:

Es un síndrome que afecta al cerebelo y que provoca la falta de equilibrio

y coordinación y precisión en los movimientos. La persona afectada tiene dificultad para medir la fuerza, la distancia y la dirección de sus movimientos, esto afecta, por ejemplo, a la iniciativa a la hora de acercase a un objeto, ya que los movimientos se vuelven lentos, torpes y se desvían del objetivo. La marcha es descoordinado, insegura y rígida.

Suelen caerse con frecuencia.

o La rigidez:

Responde a una hipertonía y excesiva tensión en los músculos agonistas y antagonistas que provoca casi siempre la imposibilidad de realizar cualquier movimiento.

o Los temblores:

Son movimientos cortos, rápidos, oscilantes y rítmicos que incomodan, a veces de forma continua, la realización de movimientos voluntarios.

Es habitual que la parálisis cerebral venga acompañada de otros problemas sensoriales, perceptivos, cognitivos y de comunicación. Dificultades asociadas con la parálisis cerebral son:

Dificultades de aprendizaje:

A veces las personas con parálisis cerebral pueden presentar algún tipo de

discapacidad mental. Esto no es una norma pues, en ocasiones, las personas con parálisis cerebral pueden tener un desarrollo intelectual incluso más elevado del normal.

Dificultades en el habla:

La parálisis cerebral afecta, según los casos, a los músculos de la boca, la lengua y el paladar; es lógico, por tanto, que existan dificultades para hablar como la disartria que, además, suelen ir acompañadas de dificultades para tragar y masticar. Es necesario que, en estos casos, las personas afectadas aprendan sistemas alternativos de comunicación.

Dificultades visuales:

Suele ser común que padezcan estrabismo, debido a la desviación de los ejes visuales.

Dificultades en la percepción espacial:

Tienen problemas para la sensopercepción y la propiocepción, y para relacionar el espacio con sus propios cuerpos. Les cuesta calcular las distancias.

Epilepsia:

Afecta a un alto porcentaje de personas con parálisis cerebral. Es muy difícil predecir cuándo van a ocurrir los ataques, por ello, se suele utilizar medicación para controlarlos.

Por último, según la topografía corporal la parálisis cerebral se clasifica en paraplejia (afecta a las dos piernas), tetraplejia (afecta a los miembros inferiores y superiores), monoplejia (afectación de una extremidad), diplejía (afecta a dos miembros, normalmente los inferiores), triplejia (afecta a tres extremidades) y hemiplejia (afecta a un hemicuerpo lateral)

ESPINA-BÍFIDA.

La espina bífida es una de las alteraciones congénitas más severas y frecuentes. Engloba varias malformaciones espinales que luego veremos; tienen en común una hendidura congénita y un cierre anormal de la columna vertebral.

Suele ocurrir entre los 20 y 30 días de gestación.

También se conoce con el nombre de mielodisplasia. Se trata de un defecto en el desarrollo normal de la columna vertebral, que se muestra en la falta de unión de uno o varios arcos vertebrales, lo que en el caso de la espina bífida abierta o quística, deja parte de la médula espinal al descubierto y sin protección ósea. La principal causa que provoca que durante el periodo embrionario (en el embarazo) no se formen correctamente la columna y los tejidos, parece ser el déficit de ácido fólico en los primeros meses de la gestación, aunque existen casos de espina bífida de causa desconocida.

Existen dos tipos de espina bífida o mielodisplasia: Espina bífida oculta y espina bífida abierta o quística.

o Espina Bífida Oculta:

Se localiza normalmente en la región lumbosacra. No suele apreciarse superficialmente, aunque a veces aparece en ese lugar alguna alteración cutánea como un hoyuelo o una mancha, por ejemplo.

Es el caso de espina bífida más leve no padeciendo los nervios ninguna anormalidad ni problema neurológico. La médula espinal y los nervios no están afectados, sólo está afectada la columna vertebral. Aún así, los síntomas pueden ser: debilidad en las extremidades inferiores; deformidad y/o diferencia de tamaño en uno o ambos pies; atrofia de una pierna y/o pie; escasa sensibilidad o alteración de los reflejos; e incontinencia urinaria o total (orina y heces)

o Espina Bífida Abierta o Quística:

En el caso de la espina bífida abierta o quística, la médula espinal queda al descubierto y la lesión suele presentarse como un abultamiento o quiste; la sintomatología es más grave.

-Hidrocefalia

-Problemas de visión y cognitivos: memoria, concentración.

-Alteraciones graves del aparato locomotor: Debilidad muscular o

parálisis, deformidades y disminución o pérdida de la sensibilidad por debajo de la lesión.

-Malformación de caderas, pies y columna vertebral.

Alteraciones del control urinario e intestinal que pueden dar lugar a una incontinencia vesical y/o fecal.

Tiene distintos grados de afectación:

o Meningocele:

Es un defecto en varias vértebras provocando un quiste que contiene líquido cefalorraquídeo.

o Lipomeningocele:

Es igual que la espina bífida meningocele pero el quiste contiene también tejido lipomatoso o grasa que presiona las meninges provocando problemas neurológicos.

o Mielomeningocele:

Ocurre cuando la médula y los nervios sensitivos y motores quedan al descubierto. Suele aparecer en la región lumbosacra.

5. DISCAPACIDAD SENSORIAL.

La discapacidad sensorial está provocada siempre por una deficiencia de tipo sensorial, es decir, por una pérdida o anormalidad en una estructura o función fisiológica o anatómica relacionadas con la visión, la audición, y en menor medida con otros sentidos.

Son personas con discapacidad sensorial, las que presentan deficiencias visuales, auditivas, o ambas a la vez,   y quienes debido a estas deficiencias, presentan problemas en la comunicación y el lenguaje, y en el desempeño normal de las actividades básicas de la vida diaria.

Como ya hemos visto, también es posible que exista una deficiencia que no dé lugar a ninguna discapacidad.

La Encuesta sobre Discapacidad, Deficiencias y Estado de Salud de 1999 (EDDES, 1999) valoró en una muestra de la población española la presencia y el tipo de discapacidad presente en treinta y seis actividades de la vida diaria.

Normalmente, y en términos generales, las personas con deficiencias auditivas o visuales, pueden presentar discapacidad para:

1) Ver

Percibir cualquier imagen

Realizar tareas visuales de conjunto

Realizar tareas visuales de detalle

Ver en condiciones de iluminación pobres, diferenciar colores, etc.

2) Oír

Recibir cualquier sonido

Audición de sonidos fuertes

Escuchar el habla

3) Comunicarse

Comunicarse a través del habla

Comunicarse a través de gestos no signados

Comunicarse a través de escritura-lectura convencional

4) Desplazarse fuera del hogar

Deambular sin medio de transporte

Desplazarse en transporte público

Conducir vehículo propio (entre 18 y 75 años)

5) Realizar las tareas del hogar (para mayores de 10 años)

Hacer compras y controlar los suministros y servicios

Cuidarse de las comidas

Limpieza y cuidado de la ropa

Limpieza y mantenimiento de la casa

Cuidarse del bienestar del resto de la familia

5.1. Deficiencias visuales

La deficiencia visual es la perdida parcial o total de la visión causada por lesiones en los ojos o en otras estructuras o funciones anatómicas y fisiológicas relacionadas. Puede estar provocada por traumatismos, enfermedades, desnutrición o defectos congénitos. El grado en el que se da la afectación o, descrito de forma positiva, el resto de visión que posee la persona con deficiencia visual será muy importante para saber en qué medida puede realizar o no ciertas actividades normalizadas para una persona con salud visual. Se consideran deficiencias visuales, la ceguera total y la mala visión.

Motivos que causan la pérdida visual:

La pérdida visual desde el nacimiento es consecuencia de:

- La malformación estructural de los ojos durante el periodo embrionario.

- Enfermedades hereditarias.

La pérdida visual adquirida aparece cuando un ojo que al nacer la persona funciona correctamente, sufre un daño que puede ser consecuencia de:

Enfermedades localizadas en el iris y el tejido vascular.

Infecciones producidas por bacterias.

Lesiones provocadas por golpes muy fuertes.

Trastornos del sistema óptico.

Carencia o abundancia del flujo de los líquidos en el globo ocular.

Enfermedad del nervio óptico, de las vías del ojo o de las membranas.

5.1.1. Enfermedades que provocan deficiencia visual.

Enfermedades que afectan a la retina:

La retina es una membrana que se encuentra en el interior del ojo, y que a través de sus células fotorreceptoras (bastones y conos) y nerviosas, transforma los estímulos luminosos en impulsos nerviosos que llegan al cerebro y se convierten en imágenes.

o La acromatopsia:

Provoca incapacidad para percibir los colores. Si es parcial, y sólo afecta a uno o dos colores, se denomina acromatopsia parcial o daltonismo. Puede ser de origen congénito o adquirido.

oLa retinopatía y la retinopatía diabética:

La retinopatía es una enfermedad de los vasos sanguíneos de la retina, concretamente de los capilares. Se produce una hipertrofia o agrandamiento de los mismos que provoca una visión nublada.

La retinopatía diabética se produce en personas con diabetes, y es provocada por un aumento de glucosa en el torrente sanguíneo que daña los capilares de la retina.

o La retinosis pigmentaria:

Es una enfermedad ocular de origen congénito, pero sus primeros síntomas no suelen aparecer hasta el período de la adolescencia. Ocurre cuando se degenera la capa pigmentaria de la retina. Provoca baja agudeza visual e incluso ceguera; pérdida de visión periférica o "visión en túnel": deslumbramiento o fotofobia; y dificultad para ver los colores. En algunos casos, puede estar asociada a la sordera congénita.

o El desprendimiento de retina:

Se produce cuando la retina se desplaza de su posición. La visión se vuelve borrosa, y en la visión periférica aparecen destellos de luz y ceguera.

Puede estar provocado por un traumatismo, por diabetes o por un proceso inflamatorio. Son necesarios el reposo y la intervención quirúrgica.

o La degeneración macular:

Es una enfermedad degenerativa que afecta al centro de la retina, denominado mácula y especializada en la visión más aguda y fina (lectura, captar pequeños detalles, etc.) Es frecuente en personas mayores de 65 años, porque es un trastorno asociado a la edad. Provoca una pérdida de agudeza visual en el campo de visión central.

- Enfermedades que afectan a la úvea:

La úvea es la segunda membrana del ojo compuesta por el iris (parte coloreada del ojo), el cuerpo ciliar (anillo de tejido muscular que controla el tamaño de la pupila y la adaptación del cristalino o lente) y la coroides (capa de vasos sanguíneos)

o El albinismo:

Es una enfermedad congénita que provoca una ausencia de melanina, y una disminución de la pigmentación ocular, cutánea y en el pelo. Provoca además la disminución de la visión. Estas personas mejoran su visión gracias al

uso de lentes oscuras, a la evitación de los reflejos luminosos y a la utilización de macrotipos.

o El coloboma del iris:

Es un defecto congénito en el desarrollo del iris. Provoca un orificio, fisura o hendidura en el centro o lateral del iris, que aparece como una mancha de color negro. La función del iris es contraerse o relajarse para disminuir o aumentar el tamaño de la pupila y dejar entrar la luz.

o El glaucoma:

Aumento o tensión patológica de la presión interna del ojo, que se produce por una falta de drenaje o salida del humor acuoso o líquido intraocular. Provoca un deterioro progresivo de la visión que puede acabar en ceguera.

Enfermedades que afectan a la movilidad:

o El nistagmo:

Movimiento involuntario del globo ocular que provoca una visión dificultosa. Suele ser congénito.

o El estrabismo:

Consiste en una desviación de los ejes oculares. Los dos ojos no pueden

fijarse en la misma dirección. Se produce por una imposibilidad de compaginación de los músculos oculares. Suele estar asociado en la mitad de los casos a la ambliopía.

Enfermedades que afectan al nervio óptico:

o La ambliopía:

También llamado "ojo perezoso o vago" Es la pérdida de la agudeza visual sin causa aparente en uno de los dos ojos. El ojo débil tiene una visión escasa, y el ojo fuerte una visión normal. Su tratamiento consiste en forzar el funcionamiento del ojo vago tapando con un parche el ojo que funciona con normalidad.

o La atrofia del nervio óptico:

Grupo de trastornos congénitos o adquiridos que degeneran las fibras nerviosas ópticas. Alteran la agudeza visual hasta llegar a producir ceguera, y la percepción de los colores, y de los contrastes.

Enfermedades que afectan al cristalino son:

o La catarata:

Se pierde la transparencia del cristalino que se vuelve opaco y se

endurece. Puede aparecer en cualquier momento de la vida, pero es un trastorno asociado a la edad, y por tanto más frecuente en personas mayores de 60 años. Dependiendo de la opacidad, la persona podrá tener mejor o peor visión. No se distinguen bien los colores y se ve distorsionada la imagen.

Problemas asociados a las deficiencias visuales:

Dificultad o incapacidad para realizar algunas actividades de la vida diaria

Dificultad o incapacidad para leer

Dificultad o incapacidad para reconocer caras e interpretar gestos

Incapacidad para apreciar detalles

Malinterpretación de los mensajes por falta de información visual y no verbal

Dificultad e incapacidad para ver la televisión y otros medios de

comunicación visuales como la prensa.

5.2. Deficiencias auditivas

Se considera a una persona con deficiencia auditiva, a la persona que

posee una agudeza auditiva insuficiente para aprender a hablar de forma espontánea, para seguir una lección y/o para poder participar en las actividades propias de su edad.

El grado de pérdida auditiva se calcula dependiendo de la intensidad a la que se debe amplificar un sonido para que sea oído por una persona sorda.

Se consideran deficiencias auditivas y del oído:

1.- Sordera prelocutiva (anterior a la adquisición del lenguaje)

2.- Sordera postlocutiva (posterior a la adquisición del lenguaje)

3.- Mala audición

4.- Trastornos del equilibrio

5.2.1. Clasificación de las deficiencias auditivas:

Según la localización de la lesión auditiva:

Podemos hablar de sordera conductiva o de transmisión, sordera neurosensorial o de percepción y sordera mixta.

oSordera conductiva o de transmisión:

La lesión suele estar situada en el oído externo o en el oído medio, lo que dificulta la transmisión de las ondas sonoras hasta el oído interno.

El trastorno del oído externo puede estar provocado por otitis, malformaciones o ausencia del pabellón auditivo u oreja.

El trastorno del oído medio puede estar provocado por una perforación del tímpano, o alteraciones en la cadena de huesecillos (yunque, estribo y martillo), también por una malformación congénita,

La sordera de tipo conductivo puede ser temporal o permanente, no suele ser grave y no afecta a la adquisición y desarrollo del lenguaje.

oSordera neurosensorial o de percepción:

La lesión se encuentra en el oído interno o en la vía auditiva hacia el cerebro. El origen puede ser genético, por intoxicación, por infección (normalmente, meningitis), o por alteraciones vasculares.

Son sorderas más graves y permanentes. La técnica del implante coclear permite reestablecer la zona dañada y recuperar la audición en muchos casos.

oSordera mixta:

Todas las áreas auditivas presentan algún grado de afectación. El origen

de la sordera puede ser conductivo o neurosensorial. (Según Marchesi, Coll y Palacios: 1999)

-Según el momento de la aparición de la deficiencia auditiva:

oDeficiencias congénitas y neonatales:

- Sorderas hereditarias.

- Factores de riesgo neonatal: bajo peso, antecedentes de sordera, infecciones congénitas, malformaciones.

- Riesgos por embriopatía o alteraciones en el desarrollo embrionario.

oSordera adquirida:

- Sordera prenatal: anterior al nacimiento

- Sordera perinatal: provocada durante el nacimiento

- Sordera postnatal: posterior al nacimiento

- Según el grado de la pérdida auditiva:

oDeficiencia auditiva ligera: pérdida auditiva entre 20 y 40 decibelios.

La persona puede percibir el habla normal, pero confundirá ciertos fonemas.

oDeficiencia auditiva media: pérdida auditiva entre 40 y 70 decibelios. La persona sólo percibe el habla si éste tiene un volumen muy fuerte. Si se trata de una sordera prelocutiva (anterior a la adquisición del lenguaje), la persona presenta dificultades para articular el habla.

oDeficiencia auditiva severa: pérdida auditiva entre 70 y 90 decibelios. La persona no percibe el habla, sólo los sonidos fuertes y algunas vocales.

oDeficiencia auditiva profunda: pérdida auditiva superior a 90 decibelios. Puede ir desde alguna percepción de sonidos hasta la sordera total, llamada cofosis.

Como hemos visto, las causas más comunes de las deficiencias auditivas son:

- Enfermedades infecciosas
- Traumatismos
- Problemas de desarrollo fetal
- Causas genéticas
- Causas metabólicas
- Prematuridad
- Intoxicaciones

Problemas asociados a las deficiencias auditivas:

- Incapacidad para aprender a hablar de forma espontánea
- Incapacidad o dificultad para seguir una lección
- Dificultad o incapacidad para mantener una conversación
- Dificultad o incapacidad para oír conversaciones e integrarse
- Malinterpretación de los mensajes recibidos

- Desconfianza y mal humor por incapacidad para oír

- Frustración

- Aislamiento

5.3. Sordoceguera

Es una discapacidad multisensorial que impide a la persona valerse de los

sentidos del oído y de la vista. No necesariamente ha de ser una perdida total de

los dos sentidos. El grupo de personas sordociegas totales es muy reducido, aproximadamente de un 5 a un 10 % del total del colectivo de personas sordociegas, así pues, la mayoría de estas personas poseen algún resto auditivo y/o visual.

Dos tipos de sordoceguera:

Sordoceguera congénita: Se denomina así cuando la sordoceguera aparece antes del desarrollo del habla (etapa prelingual) Una de las causas principales de esta modalidad son las infecciones víricas maternas como, por ejemplo, la rubéola, la meningitis, la toxoplasmosis; también la prematuridad.

Sordoceguera adquirida: La causa principal es el síndrome de Usher. Es una enfermedad congénita, hereditaria y recesiva, es decir, se nace con ella pero los problemas aparecen más tarde. Es necesario que los dos progenitores tengan un gen determinado para transmitir la enfermedad. Los síntomas aparecen entre la infancia y la tercera edad sin tener un momento concreto.

Hay tres tipos de síndromes de Usher:

Tipo 1: Son personas con sordera profunda de nacimiento. Los problemas de visión aparecen entre los 8 y los 12 años.

Tipo 2: Personas con pérdida auditiva entre moderada y severa y que presentan problemas de visión en la adolescencia.

Tipo 3: Es más infrecuente. Se producen alteraciones visuales y sordera progresiva en jóvenes que de niños parecían oír y ver bien.

Las personas con sordoceguera presentan grandes dificultades para la comunicación, puesto que tienen que recibir a través del canal del tacto, toda la información que el resto de personas recibimos mediante la vista y el oído, necesitan una concentración alta para comprender el mensaje y esto les produce

cansancio. Además presentan ausencia de expresividad facial porque no reciben

la información, ni comprenden lo que está sucediendo a su alrededor.

6. DEFICIENCIA PSÍQUICA

6.1 Concepto de inteligencia.

Para saber qué es la deficiencia psíquica, y comprender cómo afecta y

limita a la persona, debemos de saber qué es la inteligencia, cuáles son las

capacidades mentales consideradas "normales", y desde qué visión y teoría explicativa de la inteligencia se define cada déficit de capacidades.

El término "inteligencia" es muy problemático y difícil de definir, se refiere a algo muy complejo, por ello existen diversas y diferentes definiciones y aproximaciones teóricas a este concepto.

En términos generales podemos decir que la inteligencia es una capacidad, una facultad o una aptitud para entender, asimilar, procesar o elaborar la información recibida y utilizarla adecuadamente para solucionar problemas. La inteligencia permite conocer la realidad y reflexionar sobre ella.

Indica el nivel de desarrollo, autonomía y dominio del medio que va alcanzando la persona a lo largo de su evolución y crecimiento.

La inteligencia está influenciada por múltiples factores como son: la herencia genética, la educación, el ambiente afectivo y cultural, el ambiente familiar, la personalidad y circunstancias que rodean a la persona, así como su grado de motivación y actitudes ante la realidad. Por ello, la capacidad intelectual varía de una persona a otra, tanto en grado o nivel, como en intensidad y

extensión.

La inteligencia está formada por un conjunto de procesos cognitivos interrelacionados entre sí, como son la percepción, aprendizaje, memoria, pensamiento y razonamiento, adquisición del lenguaje, etc.

En cuanto a las teorías explicativas sobre la inteligencia, destacamos:

o El Coeficiente intelectual:

Acuñado por Stern en 1912, y utilizado posteriormente por múltiples psicólogos como Binet y Simon. Es un resultado numérico o puntuación de la inteligencia obtenidos en la realización de pruebas o tests de medición de la misma. Basado en una concepción unitaria y lógico-matemática de la inteligencia. El C. I. está influenciado por el C. I. de los progenitores (herencia genética), pero también por múltiples factores ambientales como son el nivel sociocultural, el nivel educativo, factores emocionales y motivacionales a la hora de realizar las pruebas, etc.

o La Teoría de Piaget (1936):

Para este psicólogo suizo, la inteligencia es un proceso de adaptación

sucesivo a las circunstancias ambientales. Explica y describe la evolución y

desarrollo de la inteligencia normal desde el nacimiento hasta la edad adulta.

El desarrollo de la inteligencia normal pasa por una serie de etapas ordenadas y consecutivas, según la evolución del cerebro, que son:

1) Inteligencia sensoriomotriz: Desde el nacimiento hasta los dos años. Se trata de la capacidad de percepción y de las respuestas motoras.

2) Inteligencia preoperatoria o preoperacional: Coincide con la adquisición del lenguaje que permite representar con signos aquello que no esá presente, y pensar de manera básica. Desde los dos años a los seis años de edad.

3) Inteligencia operatoria o de las operaciones concretas: Desde los siete a los once años de edad. Permite desarrollar operaciones concretas, es decir sobre elementos concretos, como por ejemplo: comparar, agrupar, contar, ordenar, etc.

4) Inteligencia de las operaciones formales o inteligencia lógico-formal: Es característica de la edad adulta y se adquiere a los doce años. Permite pensar y razonar de manera abstracta y sacar conclusiones a partir de

una serie de hipótesis. Razonamiento inductivo: permite sacar conclusiones de lo particular a lo general. Razonamiento deductivo: permite razonar desde lo general a lo particular.

La Teoría de Cattell (1963):

Cattell cree que existen dos tipos de inteligencia, cada tipo se compone de diferentes capacidades, y está especializada:

a) Inteligencia fluida: Compuesta por las habilidades de la memoria y el razonamiento inductivo. Este tipo de inteligencia depende de factores genéticos y neurofisiológicos o físicos.

b) Inteligencia cristalizada: Compuesta por la capacidad de comprensión y la información acumulada. Este tipo de inteligencia está mediatizada por factores socioculturales.

La teoría de la "Inteligencia Múltiple" de H. Gardner (1983):

Para Gardner, la inteligencia es la "capacidad de resolver problemas o de elaborar productos que sean valiosos en una o más culturas", la inteligencia no

es algo unitario, sino que agrupa diferentes destrezas o capacidades que se pueden desarrollar si se entrenan. En su teoría identifica ocho tipos distintos de inteligencias, además reconoce la existencia y el valor de la intuición:

1) Inteligencia lógica-matemática: Relacionada con la ciencia, se utiliza para resolver problemas de lógica y para las matemáticas. Durante mucho tiempo se ha considerado en la cultura occidental como la única inteligencia, y por tanto con más valor.

2) Inteligencia lingüística o verbal: Capacidad de expresión, redacción, escritura y control del lenguaje.

3) Inteligencia espacial: Capacidad de orientación, abstracción y visualización del espacio.

4) Inteligencia musical: Capacidad de componer y de entender el lenguaje musical.

5) Inteligencia corporal-cinestésica: Capacidad de utilizar el propio cuerpo para realizar actividades.

6) Inteligencia naturalista: Capacidades de observación, estudio, organización, clasificación y ordenación.

7) Inteligencia intrapersonal: Capacidad de introspección y de entendimiento de nosotros/as mismos/as.

8) Inteligencia interpersonal o social: Capacidad de entender a los/as demás. Junto con la intrapersonal forman la inteligencia emocional.

A lo largo del tiempo, se ha ido produciendo una evolución en la concepción de la inteligencia. Se ha evolucionado desde una consideración estática y unitaria de la inteligencia, como un valor numérico sin más, hacía una concepción más compleja y multifactorial. Esto explica, por ejemplo, que dos personas con el mismo coeficiente intelectual puedan tener diversas y diferentes respuestas, habilidades y capacidades más o menos adaptativas con respecto a su medio.

6.2. Concepto de deficiencia mental.

La deficiencia mental aparece en "personas con una capacidad intelectual sensiblemente inferior a la media, que se manifiesta en el curso del desarrollo y se asocia a una clara alteración en los comportamientos adaptativos" (O. M. S., 1968)

En la décima edición de la Clasificación Internacional de Enfermedades

(C. I. E. -10) de la O. M. S. de 1992, se define la deficiencia mental como:

"Un trastorno definido por la presencia de un desarrollo mental incompleto o detenido, caracterizado por el deterioro de las funciones concretas de cada época del desarrollo y que contribuyen al nivel global de inteligencia, tales como las funciones cognitivas, las del lenguaje, las motrices y la socialización. La adaptación al ambiente está siempre afectada. La determinación del grado de desarrollo del nivel intelectual debe basarse en toda la información disponible, incluyendo las manifestaciones clínicas, el comportamiento adaptativo de la persona al medio cultural, y los hallazgos psicométricos"

En 1992, La Asociación Americana para la Deficiencia Mental hace referencia en su definición a un funcionamiento intelectual inferior a la media, describiendo el momento de aparición de la deficiencia mental en la etapa de desarrollo del niño o la niña, y explicando la deficiencia como la dificultad adaptativa de la persona al medio.

Tanto una organización como otra coinciden en diversos criterios para definir la deficiencia mental, estos son:

-El Criterio Psicológico que consiste en la descripción de la disminución intelectual, y como afecta ésta a la vida de la persona. Se mide a través de tests y se describe en términos de coeficiente intelectual.

-El Criterio Sociológico responde a la dificultad que encuentra la persona con deficiencia mental para adaptarse al medio en el que vive, y manejarse en él con autonomía.

-El Criterio Médico nos expone que la deficiencia mental tiene correspondencia con lo biológico, anatómico y fisiológico, y que se manifiesta durante la edad de desarrollo, es decir, antes de los 18 años.

-Otros criterios que ha sido utilizados para definir la deficiencia mental son el Conductista y el Pedagógico. Según el primero la importancia radica en la influencia del ambiente en el que vive la persona con deficiencia mental: interactúan los factores del pasado, los factores actuales, la historia de reforzamiento con el medio y los acontecimientos actuales para poder entender la deficiencia mental y la vida de la persona que la padece.

Según el segundo criterio, el pedagógico, la persona con deficiencia mental necesitaría unos apoyos y adaptaciones en su ambiente escolar y social para tener una vida lo más normalizada posible.

6.3. Clasificación y etiología de la deficiencia mental:

Las deficiencias mentales estudiadas en La Encuesta sobre Discapacidad, Deficiencias y Estado de Salud de 1999 (EDDES, 1999) se clasifican en:

1.- Retraso madurativo

2.- Retraso mental profundo y severo

3.- Retraso mental moderado

4.- Retraso mental leve y límite

5.- Demencias

6.- Otros trastornos mentales

En el caso de las demencias y de deficiencia mental provocada por algunos trastornos mentales, la discapacidad mental aparecerá en la edad adulta de la persona y no en la etapa del desarrollo, como sucede en el caso del retraso mental.

6.3.1.- Grados de afectación de la Deficiencia Mental:

La deficiencia mental presenta diferentes grados de afectación. En la actualidad se miden estos grados utilizando la valoración psicométrica del criterio psicológico, en el que a través de la realización de una o más pruebas se obtiene el coeficiente intelectual. Este se calcula dividiendo la edad mental de la persona por la edad cronológica, y multiplicando este número por cien.

Hay que ser prudentes a la hora de tomar el C. I. como medio de diagnóstico del retraso o deficiencia mental. Es más completo realizar un análisis cuantitativo más un análisis cualitativo, es decir conocer cuáles son las conductas y funciones intelectuales alteradas y cómo repercuten en la adaptación a la vida cotidiana.

La Asociación Americana para la Deficiencia Mental y la Organización Mundial de la Salud proponen una tabla de puntuación con cinco niveles que son los siguientes:

Deficiencia Mental	C. I.
1. Limite o borderline	68-85
2. Ligera	52-68
3. Media	36-51
4. Severa	20-35
5. Profunda	Inferior a 20

- Deficiencia mental limite o borderline:

El coeficiente intelectual de estas personas oscila entre la puntuación 68- 85. Aunque tienen un desarrollo ligeramente inferior que el de las personas no afectadas, logran adquirir los conocimientos que están en el currículo escolar de primaria y consiguen tener una vida autónoma. Sus dificultades en el aprendizaje son concretas e incluso no debería llamárseles deficientes mentales ya que tienen muchas posibilidades de llevar una vida "normalizada".

-Deficiencia mental ligera:

Su C. I. oscila entre 52 y 68 de puntuación. En este grupo se encuentran la mayoría de las personas con deficiencia mental, y como el anterior no debería de denominarse así a su afectación, puesto que puede producirse por factores y carencias familiares, culturales y ambientales.

Suelen tener un retraso ligero en el área sensorio- motriz. La persona con

este nivel de deficiencia logra normalmente integrarse en la sociedad, desarrollando sus habilidades comunicativas y adaptándose al mundo laboral. Es en el momento de la adultez cuando podemos notar pequeñas diferencias en comparación con un desarrollo medio de la población ya que su nivel de desarrollo suele estancarse en una edad mental de 12 años.

- Deficiencia mental moderada o media:

Su coeficiente intelectual suele estar entre 36 y 51 en la escala de Stern (1912) Sus primeras dificultades las encuentran en los aprendizajes de las habilidades instrumentales como son la lectura, la escritura y el cálculo.

Aprenden a hablar y comunicarse aunque con dificultades en la expresión. Tienen problemas también para entender ciertos convencionalismos sociales. En cuanto a su desarrollo motor podemos considerarlo casi normal y es capaz con la adecuada educación especial aprender a realizar algún trabajo.

- Deficiencia mental severa:

Corresponde a las personas con un coeficiente intelectual entre 20 y 35.

Son personas dependientes en casi todas las áreas. Su desarrollo social y personal es muy poco autónomo. En cuanto su comunicación resulta muy pobre aunque puede aprender algún sistema para comunicar y comprender mensajes básicos. Debemos de intentar de todos modos ejercitar el aprendizaje de habilidades de autocuidado y autonomía básicas.

Deficiencia mental profunda:

Su coeficiente intelectual es inferior a 20. Este grupo necesita ayuda en casi todas las actividades. Muestran un deterioro intelectual y sensorio-motriz muy grave. Su capacidad de comunicación es mínima. Suelen necesitar cuidados médicos. A pesar de todo esto, existen casos en los que se le puede ejercitar la capacidad para trasladarse y otros entrenamientos muy básicos.

6.3.2.- Etiología de la deficiencia mental:

Las causas de la deficiencia mental pueden ser muy diversas, las clasificaremos en dos grandes grupos, las provocadas por factores genéticos y las provocadas por factores ambientales.

a) Factores genéticos:

Se refiere a aquellas enfermedades o deficiencias provocadas por factores genéticos, es decir, heredadas de los padres y transmitidas por las células sexuales del padre y/o la madre, o provocadas por alguna anomalía genética. Estas enfermedades o estas anomalías genéticas pueden manifestarse en el momento del nacimiento y ser por ello congénitas, o bien no manifestarse hasta que hayan pasado años e incluso décadas.

a.1) Cromosomopatías:

Todas las células humanas en su núcleo, cuentan con 23 pares de cromosomas, 22 pares son responsables de la herencia somática (color de ojos, pelo, morfología, etc.) y son llamados autosomas. El otro par (XX o XY) es responsable de las células sexuales, determina el sexo y se llama gonosoma.

Las cromosomopatías son defectos o alteraciones de los cromosomas, pueden ser de número: pérdida o duplicación; de estructura; rotura; intercambio, etc., y se producen en el desarrollo primario del embrión.

Todas las cromosomopatías suelen presentar alteraciones físicas características y observables.

Como hemos visto, se trata de síndromes que se deben a defectos en los cromosomas, si se dan en alguno o algunos de los pares llamados autosomas, hablamos de cromosomopatías autosómicas, si el defecto se produce en el par

23 o gonosoma, hablamos de cromosomopatías gonosómicas. Hacemos una clasificación en la que existen tres tipos:

a.1.1) Síndromes autosómicos específicos:

Estos síndromes vienen acompañados de deficiencia mental, malformaciones más o menos severas y rasgos característicos degenerativos.

Síndrome Down o trisomía del par 21: La anomalía se produce al haber una copia extra del cromosoma 21, se produce una trisomía en lugar de un par. Esta anomalía provoca retraso mental en diferentes grados, problemas cardiacos, rasgos faciales característicos, problemas en la visión, problemas intestinales, problemas auditivos y pérdida de memoria entre otros síntomas.

La causa está muy asociada a la edad de la madre, a mayor edad mayor probabilidad, sobre todo a partir de los 45 años; alteraciones cromosómicas del

padre o la madre y predisposición genética son también otras causas posibles.

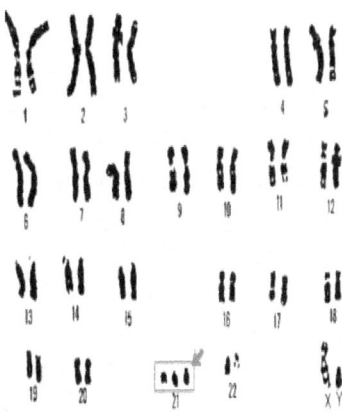

Trisomía del par 18: Llamada también Síndrome de Edwards. Se caracteriza por un cromosoma adicional en el par 18. Los síntomas son retraso en el crecimiento, en el desarrollo intelectual y psicomotor, multitud de malformaciones físicas, rasgos faciales y craneales característicos, sin respuesta a estímulos auditivos, problemas cardiacos y renales entre otros. La mayoría de estos niños/as no sobrevive al año de vida.

Trisomía del par 13: Llamada también Síndrome de Patau. Responde a una enfermedad genética que resulta de la presencia de un cromosoma 13 suplementario. Se trata de una trisomía muy poco frecuente, favorece su aparición la edad avanzada de la madre. La duración media de vida es de cuatro a cinco meses. Sus síntomas son anomalías en el sistema nervioso, anomalías faciales, anomalías renales, anomalías   cardiacas, hipotonía muscular   y malformaciones en los miembros.

Síndrome del Maullido del Gato: Se debe a una anomalía estructural del brazo corto del cromosoma 5. Se caracteriza por un llanto que parece el maullido de un gato. No es muy frecuente. Es una enfermedad que predomina en niñas. Su desarrollo psicomotor es lento, al igual que su capacidad intelectual que va degenerándose con el tiempo. Son muy característicos sus rasgos faciailes con cabeza pequeña, ojos separados y la raíz de la nariz hundida entre otras señales.

a.1.2) Síndromes autosómicos inespecíficos:

Son también trisomías y delecciones de cromosomas (pérdida de partes y de su información) pero son menos comunes y, por lo tanto, menos conocidas.

Algunos de estos síndromes son:

-Síndrome de Smith-Lemli-Opitz: También presenta retraso mental e hipotonía muscular.

-Síndrome de Jeune o displasia torácica asfixiante.

-Síndrome de Ellis Van Creveld .

a.1.3) Síndromes Gonosómicos:

Responden a alteraciones en los cromosomas sexuales. Algunos de los síndromes gonosómicos más comunes son:

Síndrome de Klinefelter: Anomalía cromosómica que sólo afecta a los hombres. El sexo de los/as bebés está determinado por los cromosomas X e Y.

Las mujeres tienen los cromosomas XX y los hombres XY. En este síndrome aparece el cromosoma XXY. Es en la pubertad cuando comienzan a notarse los primeros síntomas al existir un desarrollo lento de los órganos sexuales que suelen provocar esterilidad. Otros síntomas son pene pequeño, estatura alta con llamativo crecimiento de las piernas, poca barba y vello corporal, y discapacidad

para el aprendizaje.

Síndrome de Turner: Enfermedad genética que se caracteriza por la presencia de un solo cromosoma x. Aportan a las mujeres que sufren este síndrome una aspecto infantil e infertilidad de por vida. Otros síntomas son baja estatura, ausencia de la menstruación, anomalías en los ojos y en el cuello entre otros.

a.2) Genopatías:

Son alteraciones del propio gen. Los genes se encuentran en el interior de los cromosomas. Existe una gran cantidad de anomalías en los genes que no se expresan de manera visible en la forma de los cromosomas, como ocurre en el caso de las cromosomopatías. Para que aparezcan los síntomas de algunas genopatías, es preciso que sean varios los genes afectados. Entre las genopatías, veremos:

a.2.1) Metabolopatías

a.2.2) Endocrinopatías

a.2.3) Otras genopatías

a.2.1) Metabolopatías o alteraciones en la función metabólica o metabolismo:

Son permanentes, genéticamente determinadas y debidas a un déficit enzimático de:

Aminoácidos

Lípidos

Carbohidratos

Otras metabolopatías

Aminoácidos: Son las unidades básicas constitutivas de las moléculas denominadas proteínas. Estos aminoácidos no pueden ser generados por el cuerpo, esto quiere decir que éste debe ingerirlos y metabolizarlos.

Los aminoácidos esenciales para el ser humano son lisina, leucina, valina, arginina, histidina, metionina, fenilalanina, triptófano, isoleucina y treonina.

Estos aminoácidos se encuentran en las proteínas que encontramos en la carne, los huevos, la soja, algunos vegetales y los lácteos, entre otros alimentos.

Algunas de esas alteraciones metabólicas son:

- Leucinosis: Es una enfermedad provocada por la ausencia genética de la

decarboxilasa, enzima que degrada la leucina y que provoca la acumulación de la misma y de otros cetónicos (compuestos químicos), estos son expulsados por la orina, mostrando un olor y color característicos. Se denomina también a esta enfermedad de "orina con olor a jarabe de arce" y puede provocar encefalopatías, retraso mental y motor, e hipoglucemias entre otras afecciones.

- Hiperglicinemia: Es un desorden que se expresa con una grave deficiencia psicomotora, somnolencia y convulsiones provocadas por un defecto congénito del metabolismo de degradación del aminoácido glicina, que al no ser bien metabolizado se acumula en el Liquido Céfalo Raquídeo.

- Fenilacetonuria: Está provocada por un defecto en una enzima del hígado (fenilalanina-hidroxilasa) que impide que la fenilananina se transforme en tirosina. Para que el/la bebé nazca con esta enfermedad, ambos padres deben tener el gen defectuoso. Si el diagnostico es precoz es posible que el/la niño/a se desarrolle sano/a, si se desconoce que el/la bebé tiene esta enfermedad y no se trata, le provocará retraso mental con irritabilidad y conductas impulsivas destructivas. Otros síntomas son piel seca, convulsiones y orina con olor característico.

- Homocistinuria: Se hereda el gen defectuoso de ambos padres, es decir, se hereda como un rasgo autosómico recesivo. Provoca que las articulaciones estén rígidas, aunque los síntomas van a pareciendo como un retraso en el desarrollo y no son aparentes en el/la recién nacido/a. Otros síntomas son problemas visuales, deformidades en el tórax, extremidades largas, y dedos como de araña. No existe cura pero a veces responde con mejoras al tratamiento con dosis de vitamina B6.

Metabolopatías de los Lípidos o grasas: Los lípidos son un conjunto de moléculas orgánicas que están compuestas por carbono, hidrogeno y oxigeno y que son insolubles en el agua. Sus funciones son reserva de energía, funciones estructurales y reguladoras del organismo.

Los síntomas no aparecen desde el momento del nacimiento, sino en etapas más avanzadas. Las insuficiencias enzimáticas para el metabolismo de las grasas acaban produciendo una acumulación de lípidos en diversas partes del organismo y del sistema nervioso.

Algunas de las alteraciones de los lípidos en su metabolismo son:

- Gangliosidosis o Gargolismo: Es una enfermedad neurodegenerativa debido a

la acumulación de los gangliósidos a nivel neuronal. Aparece entre los seis y los dieciocho meses y evoluciona con el fallecimiento de los/as niños/as antes de la pubertad. Provoca retraso psicomotor, hipotonía y alteraciones oftalmológicas.

- Enfermedad de Gaucher: A causa de la falta de la enzima glucocerebrosidasa se acumulan sustancias dañinas (cerebrósidos) en el hígado, el bazo, los huesos y la médula ósea. Aparece con anemia, lesiones óseas, agrandamiento del bazo y problemas neurológicos graves. Puede ser mortal.

- Enfermedad de Niemmann-Pick: Se caracteriza por una acumulación de esfingomielina y colesterol de los lisosomas de las células sobre todo del bazo y el hígado. Hay varias variantes de esta enfermedad con diferentes afecciones, desde las más graves con el fallecimiento del niño/a a los pocos meses de vida, a otras en que las afecciones se centran en los pulmones o en alteraciones neurológicas. Esta enfermedad causa el deterioro de algunas funciones vitales como la capacidad de deglución, además de la capacidad para hablar, andar y la capacidad intelectual.

Metabolopatías de los Carbohidratos: Los carbohidratos sirven de fuente

de energía para todas las funciones celulares vitales. Se encuentran en muchos alimentos como frutas y verduras. Las funciones de los carbohidratos en nuestro cuerpo son dar energía para realizar todas sus funciones, ahorrar proteínas, regular el metabolismo de las grasas y formar parte de las estructuras del cuerpo.

Algunas de las alteraciones de los carbohidratos son:

- Intolerancia a la fructosa o Fructosemia: Resulta cuando el organismo no produce los componentes químicos necesarios para metabolizar la fructosa y esto da lugar a la acumulación de ésta en el hígado, riñón y el intestino provocando hipoglucemia, dolor abdominal y vómitos. En el peor de los casos y provocado por la ingesta incontrolada de fructosa puede provocar un fallo hepático y/o renal.

- Hipoglucemia: Es una bajada de glucosa en la sangre por debajo de 80 mg/dl. En personas sanas es debida a un prolongado tiempo sin comer nada, a alguna alteración hepática o a la ingesta de alcohol. Los síntomas pueden ser nerviosismo, confusión, visión borrosa, pérdida de memoria. Si no se ingieren hidratos de carbono puede producir convulsiones, el coma y la muerte. Para

prevenir momentos de gravedad es necesario seguir una dieta especifica y en algunos casos seguir un tratamiento médico.

- Galactosemia: Se produce cuando el organismo no es capaz de metabolizar la galactosa, el azúcar simple que se encuentra en la leche. Esta incapacidad provoca daños en el hígado, en el sistema nervioso y en otras funciones del organismo. Es transmitida por ambos padres. Un bebe que ingiera leche durante varios días tendrá convulsiones, ictericia, letargo y retraso mental. Esta afección es de por vida, así que quien la padece debe abstenerse de tomar leche y derivados a lo largo de su vida.

Otras metabolopatías:

- Acidosis láctica: Es una acumulación de ácido láctico en el torrente sanguíneo en mayor cantidad del que puede ser eliminado. Provoca nauseas y debilidad.

Tienen una alta tasa de mortalidad debido a un fallo cardio-circulatorio.

- Síndrome de Lesh- Nyhan: Enfermedad que altera la producción y descomposición de las purinas en el organismo, las purinas son parte del tejido

humano. Causa retraso en el desarrollo motor, comportamientos destructivos como morderse las yemas de los dedos y los labios. No existe tratamiento para anular el daño neurológico.

a.2.2) Endocrinopatías o alteraciones endocrinas y hormonales:

El Sistema Endocrino es un conjunto de órganos que tienen como función producir y secretar hormonas al torrente sanguíneo. Las hormonas son sustancias liberadas por una glándula u órgano que tienen como finalidad regular la actividad celular en otras partes del organismo. Tras ser liberadas en el medio interno, actúan en él provocado respuestas fisiológicas a cierta distancia de donde fueron segregadas. Para que las hormonas provoquen una respuesta fisiológica, se unen a unos receptores que se encuentran en la superficie o dentro de las células, a las cuales se les denominan células blanco o dianas. Las hormonas, según su composición bioquímica y mecanismo de acción, se clasifican en:

-Proteicas: Compuestas por cadenas de aminoácidos, derivan de la hipófisis, paratiroides y páncreas.

-Esteroideas: Derivadas del colesterol, pueden atravesar la célula y unirse

con su receptor que se encuentra en el citoplasma de la célula blanco o diana. Este tipo de hormonas es secretado por la corteza suprarrenal y las gónadas.

-Aminas: Secretadas por la glándula tiroides y de la médula suprarrenal, su receptor se encuentra en el núcleo de la célula.

Las alteraciones en la producción endocrina se pueden clasificar como de hiperfunción (exceso de actividad) o hipofunción (actividad insuficiente)

-La hiperfunción de una glándula puede estar causada por un tumor productor de hormonas que normalmente es benigno o, con menor frecuencia, maligno.

-La hipofunción puede deberse a defectos congénitos, cáncer, lesiones inflamatorias, degeneración, trastornos de la hipófisis que afectan a los órganos diana, traumatismos, o, en el caso de enfermedad tiroidea, déficit de yodo. La hipofunción puede ser también resultado de la extirpació quirúrgica de una glándula o de la destrucción por radioterapia.

-Hipotiroidismo: Se produce cuando disminuyen las hormonas tiroideas en el plasma sanguíneo y por tanto, en los tejidos. Es una enfermedad difícil de

diagnosticar ya que lo síntomas se confunden con problemas psicológicos y psiquiátricos. Si no se trata de forma precoz puede provocar daño motor e intelectual.

-Pseudohipoparatiroidismo: Enfermedad que afecta sobre todo al esqueleto caracterizada por hipocalcemia (baja concentración de calcio) Provoca anomalías craneofaciales como cara redonda y cuello corto, además de baja estatura, dedos cortos, retraso mental y cataratas.

a.2.3) Otras genopatías que debemos conocer:

Síndrome de Prader-Willi: Enfermedad congénita provocada por la pérdida de material e información genética paterna. Se ve afectado el funcionamiento del hipotálamo, parte del cerebro que tiene la función de controlar la saciedad del apetito entre otras funciones. Provoca retraso mental, normalmente ligero a moderado, hipotonía muscular, grasa en el organismo y falta de energía que conducen a obesidad, talla baja en las personas que lo padecen, y graves dificultades en la capacidad de aprendizaje. Otros problemas que acarrea esta enfermedad son: un comportamiento compulsivo de búsqueda de comida y de

ingesta de la misma al no tener nunca sensación de saciedad, dificultades en la función respiratoria, desequilibrio en la temperatura corporal y alto umbral del dolor. Esta enfermedad no tiene cura pero debe de seguirse una dieta muy controlada, unos hábitos muy marcados y mucho apoyo a la familia para que sepan en todo momento cómo responder a las dificultades que surgen.

-Anemia de Fanconi: Esta enfermedad está provocada por un déficit de las células de la sangre que participan en la prevención de anemias e infecciones. Provoca anemia, infecciones, hemorragias y va asociada a una elevada predisposición a padecer leucemia. Es una enfermedad hereditaria poco conocida ya que afecta a muy pocos niños/as. Uno de los tratamientos es el trasplante de médula. Su diagnostico se realiza, a veces, a partir de señales en el/la niño/a como baja estatura, anomalías en el pulgar y los brazos, dificultades renales, piel excesivamente clara, cabeza y ojos pequeños, problemas cardiacos al nacer....etc.

-Síndrome de Cornelia de Lange: Es un trastorno malformativo múltiple. Los bebes que la padecen tienen unos rasgos faciales característicos, retraso mental

y del desarrollo y otras posibles dificultades como autismo, sordera neurosensorial, convulsiones, problemas intestinales, y miopía entre otros.

Síndrome de Rett: Esta enfermedad responde a un trastorno neurológico genético. Suele manifestarse durante el segundo año de vida. Es una alteración en la que se van perdiendo las capacidades motrices y mentales progresivamente, se produce un retraso en el crecimiento del cráneo y se comienzan a observar movimientos estereotipados de las manos, epilepsia, problemas respiratorios entre otros síntomas. En cuanto a su tratamiento, éste se dirige sobre todo a terapias que puedan frenar el avance degenerativo y la perdida de capacidades.

-Hidrocefalia: Se llama así a una enfermedad provocada por la acumulación de líquido cerebro-espinal en el cerebro, que termina por dilatar los ventrículos cerebrales y aumenta la presión intracraneal. Provoca deterioro de la marcha, retraso mental progresivo e incontinencia urinaria.

-Espina Bífida: También se conoce con el nombre de mielodisplasia. Se trata de un defecto en el desarrollo normal de la columna vertebral, que se muestra en la falta de unión de uno o varios arcos vertebrales, lo que en el caso de la espina bífida abierta o quística, deja parte de la médula espinal al descubierto y   sin protección ósea. La principal causa que provoca que durante el periodo embrionario (en el embarazo) no se formen correctamente la columna y los tejidos, parece ser el déficit de ácido fólico en los primeros meses de la gestación, aunque existen casos de espina bífida de causa desconocida.

Existen dos tipos de espina bífida o mielodisplasia: Espina bífida oculta y espina bífida abierta o quística.

En el primer caso, el de la espina bífida oculta, la médula espinal y los nervios no están afectados, sólo está afectada la columna vertebral. Aún así, los síntomas pueden ser:

debilidad en las extremidades inferiores; deformidad y/o diferencia de tamaño en uno o ambos pies; atrofia de una pierna y/o pie; escasa sensibilidad o alteración de los reflejos; e incontinencia urinaria o total (orina y heces) .

En el caso de la espina bífida abierta o quística, la médula espinal queda al descubierto y la lesión suele presentarse como un abultamiento o quiste; la sintomatología es más grave.

-Problemas de visión y cognitivos: memoria, concentración.

-Alteraciones graves del aparato locomotor: Debilidad muscular o parálisis, deformidades y disminución o pérdida de la sensibilidad por debajo de la lesión. Alteraciones del control urinario e intestinal que pueden dar lugar a una incontinencia vesical y/o fecal.

b) Factores ambientales:

Son aquellos factores externos, es decir que nos son genéticos o heredados, y que afectan al desarrollo del embrión, del feto o del niño/a antes o después de nacer. Proponemos la siguiente clasificación para entender mejor la influencia de estos factores:

   b.1) Factores Prenatales: Son aquellos que actúan antes del nacimiento.

Pueden provocar:

Embriopatías: Suelen estar provocadas por agentes infecciosos que afectan a la madre durante el primer periodo de embarazo, durante los tres primeros meses de gestación. Estos virus, bacterias y/o parásitos pueden causar graves malformaciones en el embrión.

Fetopatias: Son aquellas lesiones o malformaciones que se dan en el feto, después del tercer mes de gestación.

Algunos de los factores ambientales prenatales que provocan embriopatías y fetopatías y pueden producir deficiencia mental entre otras anomalías son:

   b.1.1) Enfermedades infecciosas:

Rubéola: Enfermedad vírica de poca gravedad cuando afecta aniños/as, sólo cuando afecta a la madre durante el embarazo puede provocar daños graves en el feto. Se caracteriza por inflamación   de las glándulas, erupción en la piel y dolores articulares cuando afecta a niños/as y personas adultas. Si afecta al feto y el/la bebé nace, provoca malformaciones, retraso psicomotor y mental, cataratas, sordera congénita y afecciones cardíacas.

-Herpes: El virus del herpes puede causar úlceras, ampollas, úlceras genitales y varicela en la madre. El contagio de la madre al feto puede provocar microcefalia, microftalmia o hidrocefalia, también eleva la probabilidad de partos prematuros. La mayoría de las veces el contagio se produce en el momento del

  nacimiento, por lo que se trataría de una afección perinatal y no prenatal.

- Toxoplasmosis materna: Responde a una enfermedad infecciosa causada por un parásito que se asienta en nuestro organismo provocando quistes. Este parásito puede trasmitirse por vía oral a través de alimentos crudos como la carne poco cocinada o los embutidos, consumo de agua infectada, consumo de frutas y verduras mal lavadas, y contacto con gatos y sus excrementos. En el feto puede provocar muerte intra-uterina o graves secuelas en el/la bebé, como retraso mental, hidrocefalia, alteraciones oculares y síntomas neurológicos.

- Sífilis congénita: Puede dar lugar a la muerte del feto. Afecta al hígado, al pulmón, provoca hemorragias cutáneas y en mucosas, úlceras en la piel y en general, trastornos en todo el organismo.

- Listeriosis: Es una enfermedad producida por una bacteria que afecta a los animales y con menor frecuencia al ser humano. Es en el feto y en el/la recién nacido/a cuando esta enfermedad puede tener un carácter grave. Esta bacteria se encuentra en alimentos contaminados que ingerimos. Una mujer embarazada puede trasmitir la infección al feto durante la gestación o en el momento del

parto. Está asociada a enfermedades como la meningitis, la afectación del hígado o neumonía.

b.1.2) Endocrinometabolopatías: Aquellas alteraciones endocrinas y metabólicas que afectan al feto.

-Diabetes: Desorden del metabolismo. Hay una anomalía en la producción de la hormona insulina a nivel pancreático, y que es necesaria para que la glucosa (energía) entre en las células. Enfermedad del páncreas causada por el déficit parcial y total de la hormona insulina o de los receptores periféricos de la misma.

Provoca en la persona enferma un aumento de las cifras de glucosa en sangre.

- Déficit nutritivo: Cuando la madre no tiene una dieta equilibrada la carencia de ciertas vitaminas no permiten que el desarrollo del feto finalice adecuadamente y provocará que este nazca con trastornos que pueden llegar a ser severos.

- Trastornos tiroideos: La Tiroides es una glándula que se encuentra por debajo del cartílago tiroides, tiene forma de mariposa y ambos lóbulos están unidos por

una estructura llamada istmo. Esta glándula secreta las hormonas tiroxina y la Triyodotironina que influyen en la maduración y el desarrollo de los tejidos, en la producción de energía y de calor, en el metabolismo (transformación) de nutrientes, en las funciones mentales, cardíacas, respiratorias, sexuales y reproductivas. También secreta una hormona denominada calcitonina, que disminuye los niveles de calcio en la sangre e inhibe su reabsorción ósea.

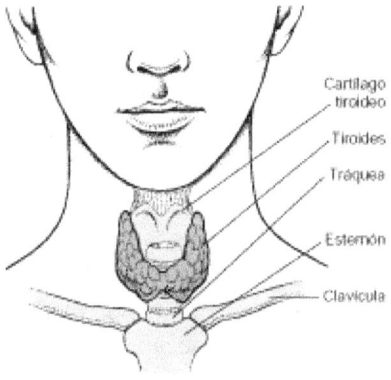

Imagen Extraída de:

http://www.msd.es/publicaciones/mmerck_hoga r/seccion_13/seccion_13_145.html

Incompatibilidad factor RH entre la madre y el feto: Normalmente, la mayoría de las personas tienen como factor RH, el tipo positivo. Si una mujer RH negativo y un hombre RH positivo tienen un/a hijo/a, este/a puede heredar del padre el factor positivo. Debido a la incompatibilidad de la sangre de la madre con el feto, el organismo de la madre puede detectar los glóbulos rojos con RH positivo como intrusos o sustancias extrañas, y su sistema inmunitario generará anticuerpos para protegerse. Si estos anticuerpos traspasan la barrera placentaria, el feto se verá afectado. Esta incompatibilidad puede generar anemia aguda, ictericia, daño cerebral y parada cardiaca.

b.1.3) Intoxicaciones maternas:

Pueden afectar al feto cuando el agente tóxico pasa la barrera placentaria.

Pueden estar producidas por gran variedad de tóxicos y provocar múltiples efectos como retraso psicomotor, alteraciones del desarrollo, malformaciones somáticas, etc. Intoxicaciones producidas por:

Alcohol

Tabaco

Fármacos

Drogas

Plomo

Mercurio

b.1.4) Radiaciones:

Una exposición prolongada o de alto nivel a las radiaciones de radioterapia o a rayos X, pueden provocar malformaciones en el feto como microcefalia e hidrocefalia, y graves trastornos como retraso mental, trastornos de coordinación motora, e incluso la muerte.

b. 2) Factores Perinatales y Neonatales:

Actúan durante el parto o en los primeros momentos de vida del recién nacido.

Podemos destacar:

b.2.1) Prematuridad:

Es con frecuencia causa de retrasos físicos y psíquicos del desarrollo. Son llamados prematuros/as aquellos/as niños/as que nacen antes de la 37 semana

de embarazo, y pesan menos de 2500 g. Pueden tener problemas graves de salud ya que sus órganos no han tenido tiempo de desarrollarse adecuadamente.

b.2.2) Metabolopatias:

- Hiperbilirrubinemia neonatal: Una cantidad anormal de bilirrubina en la sangre puede provocar hipertonía progresiva, retraso mental y otros trastornos graves como parálisis cerebral. Debido al aumento de esta sustancia, la piel y los tejidos del bebe se vuelven amarillentos (ictericia)

- Hipoglucemia, acidosis, etc.

b.2.3) Lesiones perinatales:

- Anoxia e hipoxia del parto: Ausencia o insuficiencia de oxígeno en el cerebro del bebé durante el parto, puede ocasionar daños irreversibles como deficiencias físicas, mentales y parálisis cerebral.

- Traumatismos durante el parto

- Cambios bruscos de presión debidos a la cesárea

b.3) Factores Postnatales:

El sistema nervioso madura durante los tres años primeros de vida, en este periodo es importante evitar cualquier lesión, y prevenir enfermedades, pues pueden ser realmente graves para la evolución y vida de el/la niño/a. Losproblemas que se recogen en este periodo son infecciones, traumatismos en la cabeza,   los accidentes anestésicos, las deshidrataciones, los trastornos vasculares y las intoxicaciones.

b.3.1) Infecciones del sistema nervioso pueden ser causa de retraso mental.

Como la meningitis neonatal y postnatal, que puede provocar hidrocefalia, hemiparesias, cuadriparesias, convulsiones, sordera y ceguera. Las encefalitis víricas: herpes, sarampión, etc.

b.3.2) Endocrinometabolopatias,de las que ya hemos hablado con anterioridad, pero en este caso, ocurridas tras el nacimiento, como la hipoglucemia, hipotiroidismo, hipercalcemia, una mala nutrición y en definitiva algún fallo en el mecanismo de absorción de las sustancias que aportan los limentos a nuestro cuerpo.

b.3.3) Daño cerebral:

-Hipoxia y anoxia: Trastorno por el cual el cuerpo o una parte de este se veprivado del oxigeno necesario para su funcionamiento normal. Se pueden producir por asfixia, cardiopatías congénitas y parada cardiaca entre otras enfermedades.

-Intoxicaciones por monóxido de carbono, mercurio, plomo o alguna otra sustancia tóxica que el/la niño/a respire o ingiera.

-Traumatismos craneoencefálicos: Se producen a través de accidentes y pueden provocar hemorragias cerebrales y hematomas.

b.3.4) Deficiencias "culturales-familiares"

Provocan deficiencias o retraso mental de carácter ligero, sin presentar ningún signo de patología orgánica. Se dan normalmente en familias con nivel social, cultural y económico bajo que presentan carencias de tipo educacional, cultural y ambiental.

7. Características comportamentales, psicológicas y sociales de las personas con Deficiencia Mental:

Del mismo modo que hemos visto que son múltiples y diversas las patologías y afecciones que pueden provocar deficiencia mental, y que el retraso mental y sus síntomas pueden manifestarse en cada persona de forma muy diversa, tanto en gravedad como en tipos de discapacidad, la conducta social y personal de las personas con deficiencia mental es muy variable, y por ello es muy complejo describir características generales y semejantes en este grupo.

A través de estudios experimentales con estas personas se han podido descubrir semejanzas y diferencias comportamentales, pero para comprender mejor cómo funciona el desarrollo psicológico y social de las personas con discapacidad mental vamos a centrarnos en las semejanzas, porque estas pueden servirnos como referencia a la hora de tratar adecuadamente a estas personas.

Basándonos en la clasificación de Ma Ángeles Quiroga (2002:218) describimos como semejanzas significativas en el área física de las personas con

discapacidad mental:

-dificultad para coordinaciones complejas

-dificultades para trasladarse por sí mismo/a

-escasa destreza para manipulaciones

-equilibrio escaso

En el área social y psicológica encontramos que las personas afectadas con estas patologías tienen:

-retraso evolutivo en los roles de juego y roles sexuales

-problemas de memoria

-problemas para la categorización

-problemas en la resolución de conflictos

En cuanto al área personal destacan:

-problemas de ansiedad

-dificultades para el autocontrol en situaciones nuevas

-poco control interno

-posibilidad de sufrir trastornos de la personalidad.

De manera más global las principales dificultades que nos podemos

encontrar en el desarrollo de una persona con discapacidad mental son dificultades psicomotoras, sensoriales, escasas o nulas habilidades sociales, dificultades en el autocuidado y problemas del lenguaje.

Para cuidar a estas personas debemos de actuar sobre estas dificultades, observando y valorando las posibilidades y capacidades potenciales, y las limitaciones que tienen en cada área. De esta manera, comprenderemos por un lado, que no debemos de exigirle a la persona más de lo que puede hacer para no causarle ninguna sensación de ansiedad y frustración; y por otro lado, pondremos nuestra energía para potenciar las capacidades evolutivas que aún están por trabajar y mejorar.

8. Análisis de la evolución de la personalidad de la persona con deficiencia psíquica:

Hay una serie de factores relacionados con la personalidad que debemos tener en cuenta a la hora de trabajar con personas con deficiencia mental.

La persona con deficiencia mental tiene problemas para organizar,

estructurar, y por tanto, para comprender su realidad. Cuando nos relacionamos con nuestro ambiente, desde bebés, nuestro sentidos y nuestro cuerpo establecen relaciones con las cosas que descubrimos, más tarde, las estructuramos y organizamos en nuestra mente para ir formando esquemas mentales sobre el mundo de los objetos, incluidas las relaciones con otras personas.

Una persona con deficiencia mental puede crear la misma relación perceptivo-motriz con los objetos y las personas, pero tiene dificultad para estructurarlos y darle la misma significación que el resto de las personas que compartimos ese espacio.

La persona con deficiencia mental, desde la infancia, crea su propio mundo de objetos con los que se relaciona y esto es lo que crea la diferencia entre los significados de unos y otros.

Otra dificultad que encuentra la persona con discapacidad psíquica en el desarrollo de su personalidad es que posea las capacidades básicas necesarias para que pueda recibir una educación. Para que esto ocurra es necesario que el/la niño/a posea la capacidad para comunicarse y la capacidad para, más tarde, reconstruir los conocimientos. En el desarrollo de la personalidad de cualquier persona influye de manera relevante la educación a la que es sometida a lo largo de su desarrollo vital. Debemos entonces utilizar unas estrategias específicas para que estas personas puedan acceder en alguna medida a una educación que le permitirá desarrollar también su personalidad.

Otra de las dificultades que se han estudiado es la incapacidad de la persona con discapacidad para afianzarse como sujeto con la consecuencia de no ser respetado/a como tal, y ser, a veces, tratado/a como un objeto. En esta dificultad influye la superprotección de los padres al no permitirles que hagan nada, debido a la idea equivocada de que no sabrán hacerlo. Influyen también los apoyos que tenga para desarrollar su esquema corporal y poder manejarse en el mundo como individuo, capaz de relacionarse con otros individuos.

Y, por último, el retraso en el lenguaje, que no le permitirá siempre hacerse comprender dotándole de inseguridad para tomar la iniciativa en la comunicación por temor a burlas o a no ser comprendido/a y porque esta dificultad reduce su posibilidad de desarrollo intelectual que será clave para la adquisición de la cultura.

9. BIBLIOGRAFÍA

(1999) EDDES, 99, Encuesta sobre Discapacidades, Deficiencias y Estado de Salud. Madrid: Ministerio de Trabajo y Asuntos Sociales.

Cattell, R.B. (1982): "Teoría de la inteligencia fluida y cristalizada", enMonedero, C.: Psicopatología Evolutiva. Barcelona: Labor.

CONSTITUCIÓN ESPAÑOLA, 1978

DURANTE MOLINA, P. Y PEDRO TARRÉS, P. (1998): Terapia ocupacional engeriatría: principios y práctica. Barcelona: Masson

EGEA GARCÍA, C. y SARABIA SÁNCHEZ, A. (2001): "Clasificaciones de laoms sobre discapacidad", ARTÍCULOS Y NOTAS, 50, DIC. 2001.

IMSERSO (2004): Libro blanco sobre la atención a las personas en situación de dependencia en España. Madrid: MINISTERIO DE TRABAJO Y ASUNTOS SOCIALES. IMSERSO.

MARCHESI, A.; COLL, C. y PALACIOS, J. (1999): Desarrollo psicológico yeducación. v 3. Trastornos del desarrollo y necesidades educativas especiales. Madrid: Alianza Editorial.

Piaget, J. (1982): "El nacimiento de la inteligencia", en Monedero, C.:Psicopatología Evolutiva. Barcelona: Labor.

QUEREJETA GONZÁLEZ, M. (2004): Discapacidad y dependencia. Unificaciónde criterios de valoración y clasificación. Madrid: IMSERSO.

Quiroga, M. A. (2002): "La Deficiencia Mental", en BAUTISTA, R.:Necesidades educativas especiales. Málaga: Aljibe.

Consejería para la Igualdad y Bienestar Social. Personas con

Discapacidad. Plan de Acción Integral para las Personas con Discapacidad en Andalucía (2003-2006)

www.ingramcontent.com/pod-product-compliance
Lightning Source LLC
Chambersburg PA
CBHW072124280526
45788CB00002B/534